いのちに驚く対話

死に直面する人と、私たちは何を語り合えるのか

岡田 圭

医学書院

カバー・本文写真：岡田 圭

装幀：高見清史（view from above）

今、人生の締めくくりを生きている人、心尽くして彼らを支えている人、
最期まで共によく生きる準備をしておきたい人に捧げる。

はじめに──

人が初めに聞いた呼びかけは
どう聞こえたのだろう
声の響きに心が聞こえた

目を開いた時　川が流れ出るように
この人生の旅路が始まった

人の人生は川のように流れ
川音のような心の声が　響き合っている
川は　流れ通ってきた山々や峡谷の景色を覚え
その川にしか知られない場所で聞いた
木々のざわめきや鳥のさえずりが
どう心に響くのかを知っている

私たちが幼かった頃
目に見える物すべては　ありのままの姿を表し
肌に感じる風も　空を流れる雲も　森に立ち込める霧も
日の光に輝く　透明な水の流れや
人の温かな手や肩を感じる　手の感触も　目の表情も
すべてが名前を持たずに話しかけてきた

それから　大人になるべく　良し悪しを知った
親に教えられた　叱られた　褒められた
学校で教科書を開いた　読んで学んで覚えた　点数をつけられた
授業や講演会で　先生の話すのを聞いて　書き留めた

人と出会い　遊んだ　話した　心が動いた
人が病んだ　治った　老いた　亡くなった

季節が動いて　生き物が死に　花が枯れ　草木が葉を落とし
雪が溶けて　また緑が戻った

人は健やかさを失うことがある
川が枯れ　澱み　流れる術を失うことがある

人は起きている現象に名前をつける
目に見える身体の各所に名前をつけ
研究された病気の構造の一部一部に名前をつけた
人の身体の健やかさが機能的に評価され比較され
力の強さが測られ　良し悪しが決められた

失った強さや機能は　元に戻されるべく
回復と呼ばれる所作のために効果的な手段が求められた

当の本人は　病を患う体験に　心動かされ
それに別の名をつけて行き先を定めている

それぞれの人の心に湧き出る思いの川音が
様々に流れを交わし合い　その日の表情を見せ

生きる旅路の物語を語り進めながら　訴えかけてくる
その声が聞かれねばならない

医療や介護は　人を扱う
人は　関係の中で生きている
人は　関係そのものだ

病む人の声があり
病む人の役に立ちたいと願う　医療者の声がある
海に至る日まで　川と川とが出会い　対話を続け
互いの川音の響きに共鳴しながら　互いに海を慕う

ありのままの　川音の告白に　心寄せ
旅路で実ってきた美に　驚かされることを
期待し楽しめるような対話が生まれるように
そのための覚え書きが必要だと思われた

・この本に書かれた物語は登場人物たちのプライバシー保護のために、すべてに脚色があります。
・日本語以外の文献や引用句は、著者による和訳です。
・本書における人の写真は、会いに来ることができない遠地の家族のために患者さんやご家族に依頼されて撮影したものであり、本書での使用も許可を得ています。

目次

はじめに　4

第1部　対話のお膳立て

第1章　「人が居ること」を心に留める　17

人が「居る」ことの力／「受け取りましたよ」と相手に返す／習慣的な頑張り／覚醒——萎んでゆく身体と広がる意識／見送られるのは私たち／「一人」に込められた多くの人たち／「自然に現れる美のあるがまま」を愛でる

第2章　「人と人との間で起きていること」に気づく　33

「権威」の力関係／どう伝えるか／癒しと毒／傷ついた癒し人／毒を癒しに変える知恵／意図的な在り方／重心が逸れる時／触発される痛みを知る／鏡に映る自分

第3章　「医療の人間性」を再考する　51

変わる身体と生きてゆく術／世界で機運が高まる「人のための」医療／人

を疾患だけで見ない／人としての本質的な尊厳を力づける／「個人的な価値」を尊重する／旅人をもてなす

第4章 「その人にしか語れない痛み」に必要性を聞き取る 63

QOLについて／シシリー・ソンダース女史からの引き継ぎ／「スピリチュアル」とは？／緩和ケアの第五領域——霊的、宗教的、実存的側面／霊性の個人的な必要性を見逃さない／痛みの四つの側面の重なり

第5章 「痛み方と信じ方の舞台裏」を察する 89

人の見方、考え方が形づくるもの／信仰と人の心——宗教性と人間性／本人の表現から背景を知る／奇跡と癒しの多様な意味／黒人教会で語り継がれてきた表現／畏怖の念を抱く時／心のクレーター／人が怒る理由／安全のための線引き／孤立から人を解く世界の苦痛

第6章 「対話する人の健やかさ」を保つ 109

道徳的疲れ「最善を尽くせていない」／誘惑と衝動／親しさの文脈／自己の最善を引き出す／あなた自身に優しさを

第2部　対話の波乗り

第7章　「身体」の感覚と表現を意識して使う　131

人に会う前の準備／対話空間を感じる／相手の身体感覚に合わせる／身体表現を読む／「問題ない」と言う人の本心

第8章　「言葉」に込められた心の声を聞く　141

「その心は？」／「早く死にたい」と言う人の心変わり／「早く死ねるよう助けてくれないか」／「いつ誰の決断にするのがいい？」／「もう選べない」／「どうなのですか？　教えてください」／「歩けるようになるといいのだけれど」／「何が起きているの？」／豊穣な沈黙——「間」を支える／「あとどのくらい？」——それは何を問われているのか

第9章　「時間」の全域を今に活かす　167

「余命」が意味する時間の感覚／夜寝て、朝起きて、もう一日を迎えること／駅で待たなくてもいいのだとしたら？／嵐を凌いだ歌／最終楽章の残響／軟着陸の準備をするパイロット／「思い出す」のか現れるのか／サー

ファーの良い波探し／時を超える貴重な時

第10章　生死の多彩な「印象」に思いを馳せる　185

「死」に抱く印象／絵で対話する子供たち／縁側問答／自由になる決意をした人／再結晶する希望／どんでん返し／目による視力からの卒業／陣痛に変える比喩の力／向かい風／独楽《こま》の一生／命の川に浮かぶ舟／初めて見た海／死にゆく先を望み見た人

第11章　故人の心は「物語」に紡がれる　209

貴重な瞬間を家族に返す／最期の神聖な別れの場で／死を前にして起きる必然的偶然／ちょっと席を外した時に亡くなる人／「死んでしまった人」との対話／悲しみとの友情を深める

終章　いのちは続いている　223

一期一会／虹色に光る帯の旅立ち／森になった人

おわりに　232

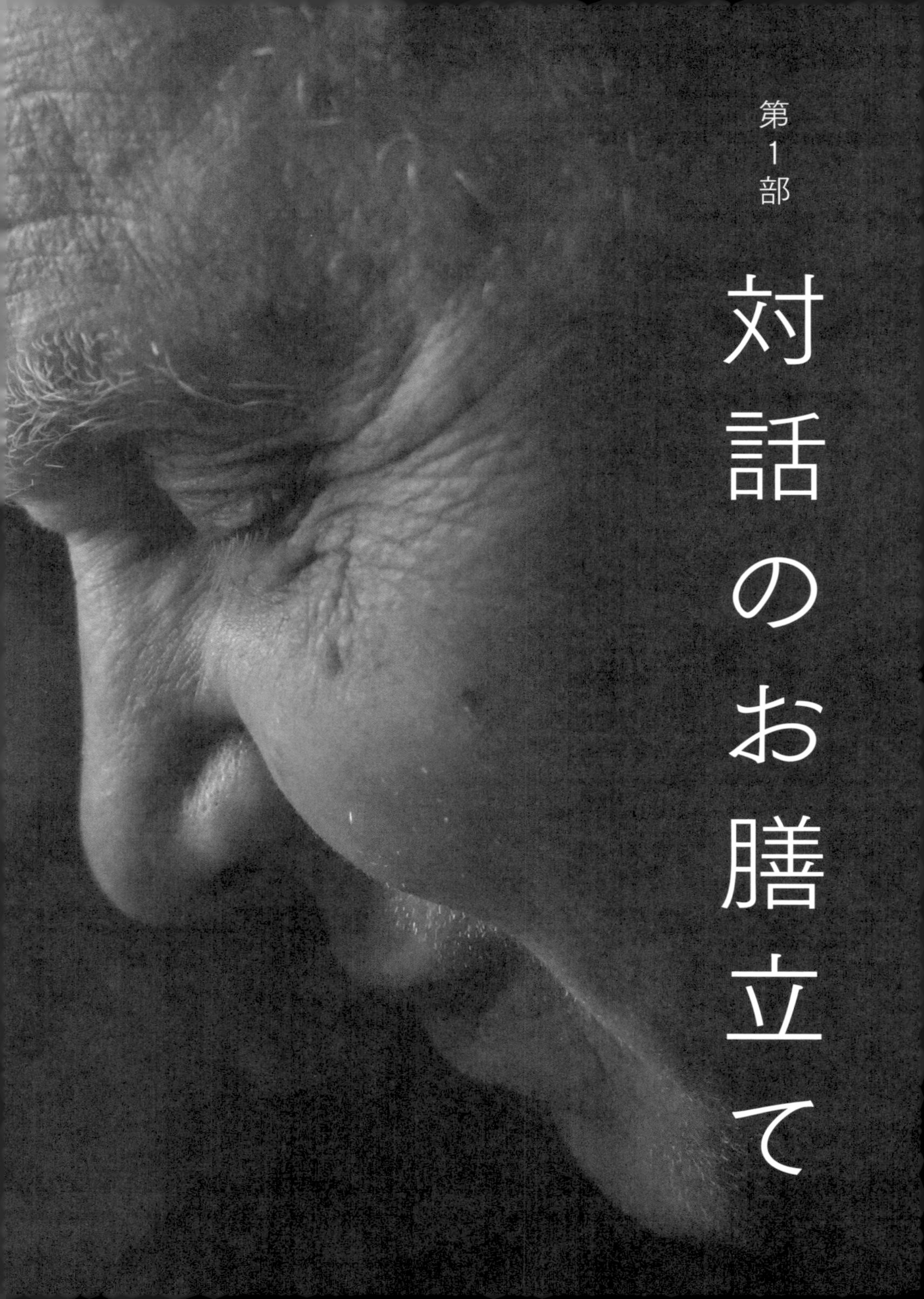

第1部 対話のお膳立て

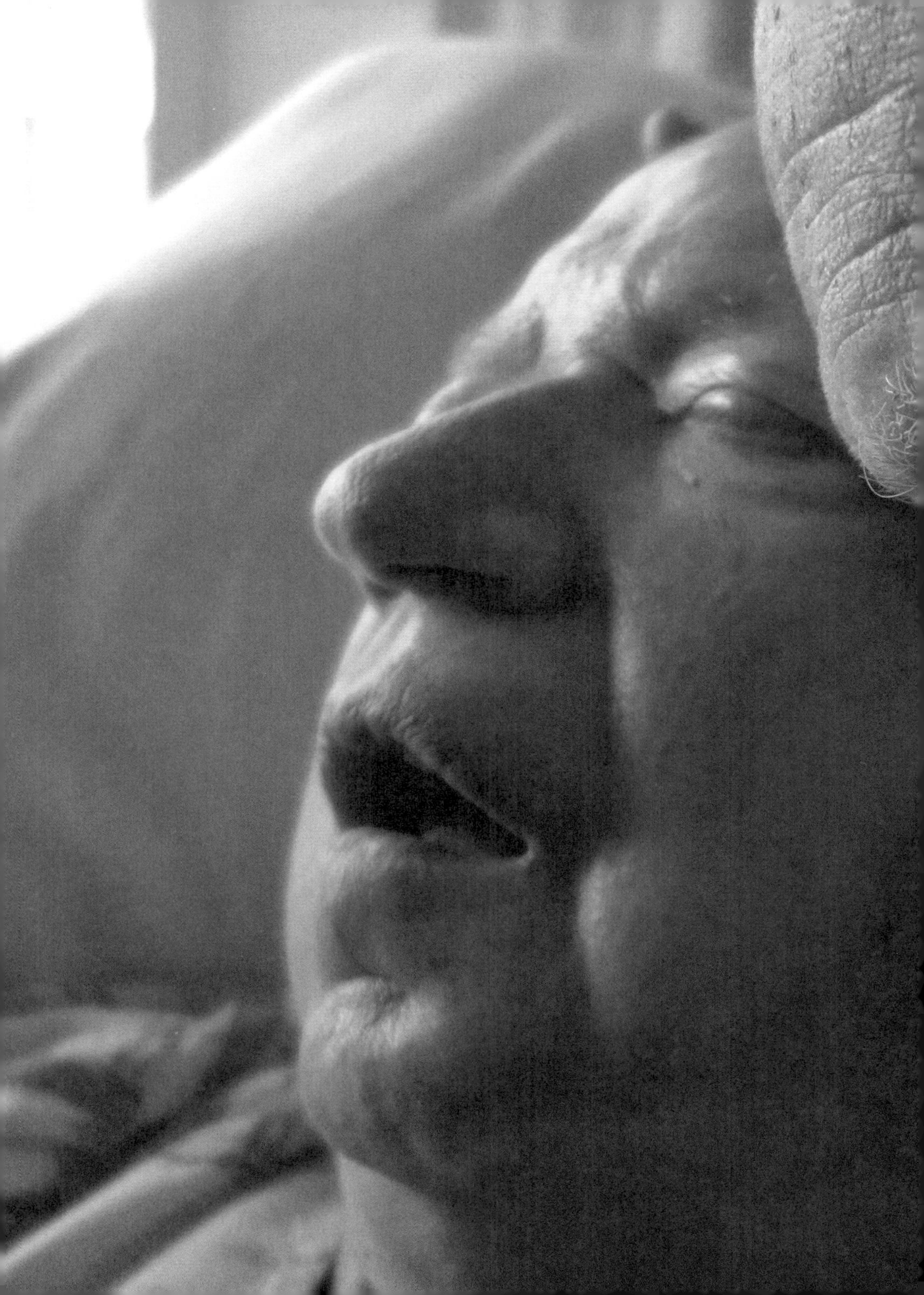

第1章

「人が居ること」を心に留める

人が「居る」ことの力

臨床チャップレンの仕事に出会う何年も前のことです。徹夜で論文を書いていた深夜、突然胸の中で小魚が飛び跳ねるように不整脈になり、冷や汗が出てきました。すぐに救急車で近くの病院に運ばれました。突然なことで誰にも知らせる間もなく、私は何が起きているのか全く分からないまま、心地よい自宅という環境から緊急病棟での孤立状態に移されたのです。

私の担架の横に寝ていた老婦人の心拍を示すモニターの数字が急に上がり始め、医師や看護師が駆けつけ、カーテンを引いて何かをしていました。やがて彼らが去ってカーテンが開かれると、白布に包まれた遺体がどこかへ運ばれてゆきました。

私の担架が別の空間に移されると、少し離れた担架の上に赤ちゃんが見えました。医師や看護師たちが駆けつけ何かをしていましたが、彼らが去ると、蘇生できなかったのでしょう、残された乳児の遺体がありました。

老いも若きも、命が飛び去ってゆくのを見せられたのです。

その時ふと、「何がほしい?」といった問いかけを感じました。誰かが私の腕に手を置いてくれたら救われる、と思いました。

私の担架の足元を見ると、若い職員が座って、私の心臓を計測するモニターを見ています。彼がそこに居るのに気づいた時、どれほど私は驚いたことでしょう。その彼の存在が、それまで体験したことのないほど力強い慰めとして感じられたのです。

人の出入りの多い緊急病棟ですから、それは「一人ではなかった」という概念的な安堵ではなく、魂の深みで実感されたような「人が居る力」でした。あのように人が居ることを強烈に感じたのは今日まであの時だけでしたが、この体験があったことで、人は「ただ居る」存在ではないことを知りました。

臨床の現場では「そこに居ました」というだけでは仕事になりませんが、意図した「どのように居たか」は、その目的と共に医療行為として記録されてよいでしょう。それほど人の存在は必要とされ、慰めや励ましになり、容態にも影響します。

入院した経験のある人は、ベッド脇に会いに来る看護師や医師らの話し方や応対の仕方、そばに居る時の印象や感触を、普段よりも敏感に感じ取った感覚を覚えておられるのではないでしょうか。

英語には「存在」を意味する言葉が二つあります。「私はただ存在しているだけ」という単なる物理的な「存在」を表すexistenceには、生きていても「意味がない存在」を嘆く失意が含まれ、一方、「あなたが居てくれていることが、どれほど私の慰めや励みになっていることでしょう」という時のpresenceには、人が意味を持つ存在に感じられます。

すべてを失ってホームレスになったことのある人が、路上生活を脱することができた理由に、

「自分を信頼して励ましてくれる人が一人居た」と語っていました。忘れられ、死んだも同然、自分自身にさえ信頼を失っていた時に、信じていてくれた人、手を差し伸べ決して諦めなかった人の「存在」に、生き返らされたというのです。また、「自分にはまだ人を愛する力が残っているのだと気づいた時に、立ち上がれた」と言ったホームレスの人の言葉も忘れられません。

人が人に及ぼす力とは、その人をどう見て信頼するかの心の持ちようにあるようです。

患者さんに会うあなたは、その人の存在に何を感じ、何を期待しますか。同時にその人は、あなたの存在に何を感じ、何を期待しているのでしょう。

私たちの社会では、人は行動能力で評価されがちです。教育の場でも、社会人同士の日常会話でも、「何をした?」「何をしている?」「何ができる?」などと関心は人の行動に集中し、効率や生産性の名のもとに、行動していない状態を「怠けている」「何もできなかった」などと否定的に見る傾向があります。そのため、人が身体の機能を失い、力衰え、できていたことができなくなり、社会的な役割を失うことを「役立たず」だとして、生きていることの意味や価値を見つけられないことに心痛めるのです。

ただ「居るだけ」には、本当に価値がないのでしょうか。物理的に存在するだけではない、物ではない、心を持った生きた人間が「居る」ことについて着目してみましょう。

人に囲まれて生活していることが当たり前になっていると、誰かが横に居ること、自分が誰かのそばに居ることに注意を払いません。その一方で私たちは、「心許し合える」親しい友と一緒に

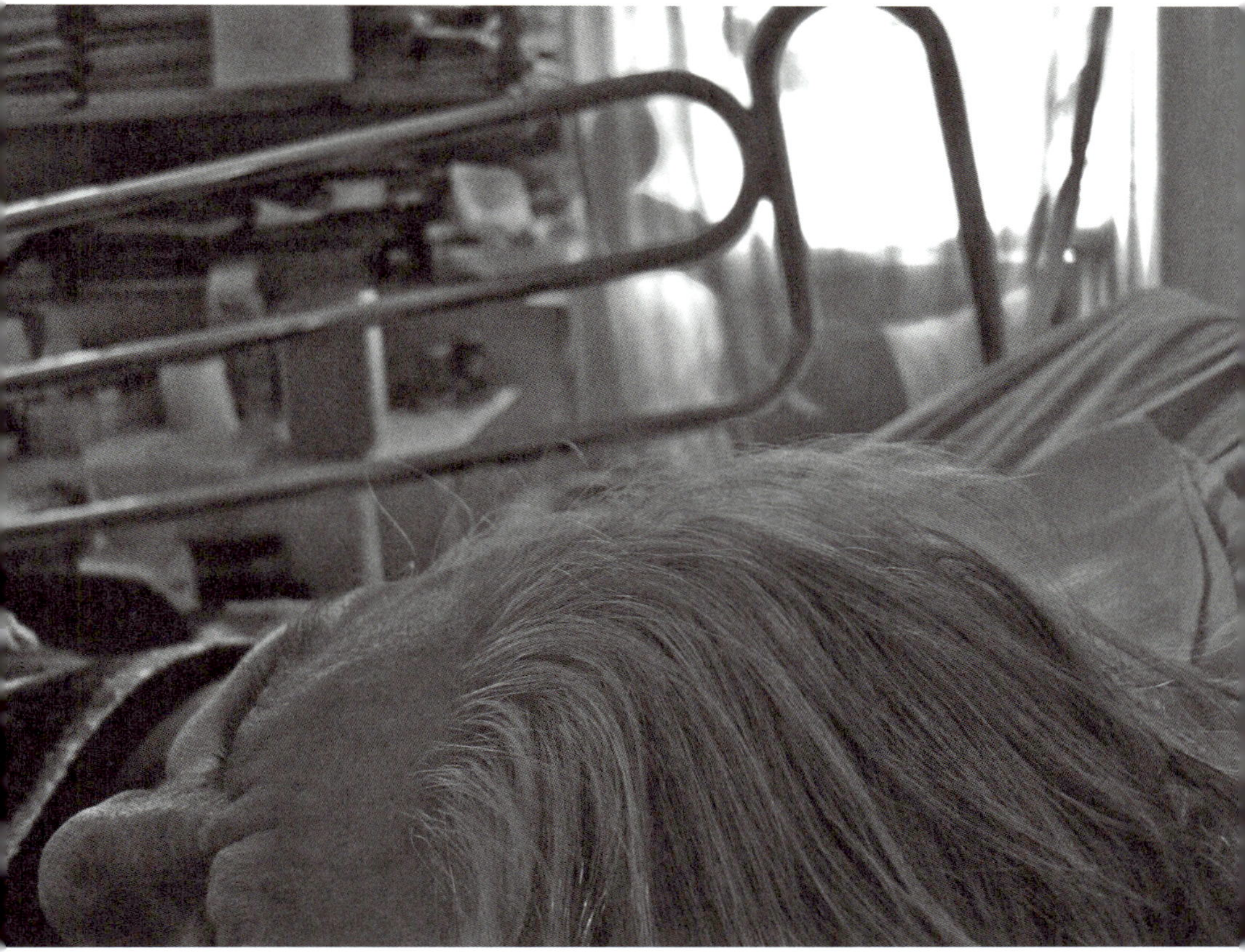

居るだけで心が安らぎ喜ぶ、言葉でその場を取り繕う必要のない、お互いの存在を充分に体験します。「居てくれて、ありがとう」と感謝したくなる存在感です。

「受け取りましたよ」と相手に返す

ほとんど寝たきりになって、自分のことを「役立たずだ」と言い、落ち込んでいた九十二歳のユダヤ人男性が、「自分は宗教的ではない」と言っていたにもかかわらず、私の訪問の終わりにいつも、「祈ってくれるかね」と言うのでした。

私は彼の励みになるような言葉を選び、「あなたが終末期にあっても日々生きて人と関わっておられることに、豊かな体験や今後の可能性を祝えますよう、あなたが導かれ、励まされますように」と祈っていました。

ある日、寝室に行くと、その日は介護者とテレビで野球を観ておられたので、しばらくその邪魔をせず一緒に観ることにしました。黙って野球を観ていると、初めて、昔から野球が好きだったこと、実はヴァイオリンを弾くのも好きだったことを話してくれました。それまで自分のことについては言葉少なで、すっかり落ち込んでいた彼の心が、花が咲いたように開いていました。

その日の最後に、また彼のために祈った後、ふとこんな思いが私の口をついて出てきました。「祈るようにとあなたに言われて、神様も私に、あなたを通して、しっかり祈れと練習する機会を与えてくださっているようですよ」

するとと彼は「私にもまだ役に立つことがあったのだね」と言ったのです。その笑顔は、晴れ晴れとしていました。それまで見せたことのない笑顔でした。

ある高齢者の患者さんがベッド上で上半身を立て、身体が弱まり、やがて死んでこの世から消えてしまう「嘆き」を私に話してくれました。死を目前にする人たちが身体で感じる、迫り来る死の実感でした。彼が「消えてしまう」と言うのを聞いた時に、私はその言葉の意味に疑問が湧きました。

「この人は、本当に消えてしまうのだろうか」

このとき気づいたのは、この人に出会い関わった人たちが彼から受け取った体験は、彼の死後も消えないのではないかということでした。

人と関わってきた彼の存在が、関わった人たちの内に続くことを、こう認めてみました。

「今まであなたが生きて多くの人たちに関わり、話し合ったり、手を取ったり、一緒に活動したり支え合ってきた瞬間はすべて、あなたの命が分けられた時とも言えるでしょうか。あなたに会った人たちに受け取られたあなたの命が、彼らを通して広がり続けているとしたら、あなたの命は、ここに寝ている身体を超えて、このベッドよりも遥かに広いようにも思うのですよ」

彼はこれを聞いて、多くの人たちの関係に波紋を広げている彼の命の広がりに気づいたようでした。そして、彼の発散している命を、今後どう「調律」してゆきたいかを話し始めたのでした。病を患い死に直面しながら、それまでできていたことができないと嘆く人たちの存在の価値を、どう認めて伝えることができるでしょうか。その人との対話で気づかされ、教えられたこと、受け取った何かを「受け取りましたよ」と相手に返し、感謝することができるでしょうか。何もできない、これでいいのだろうかと不安で自信がなく、自責の念に駆られる家族や介護者たちとも、「居る」ことが及ぼす関係や役割についてよく話し合いました。

「たとえあなたが部屋に居ない時にも、その人のことを思う思いは距離を超えて、その人を支えているのですよ」

習慣的な頑張り

患者さんが、「なんとかしようと努力して、頑張っています」と言うのをよく聞きます。「何が、なんとかなればいいと思うのですか?」と、聞いてみることもありました。目標を持つことが生きる力にもなり、頑張ることに尊厳を感じる人もいるでしょう。

ただ、衣服を脱ぎ捨てるように自然に任せることで安堵する人もいました。

「もしもあなたが頑張るのをやめたら、どうなるのでしょう。あなたが努力したり頑張ったりするのをやめても、あなたは大丈夫だろうとも思いますよ」

そう持ちかけてみると、それまで生きてきた習慣的な頑張りに囚われていたのに気づいた人もいました。着せられていた戦闘服に頼る必要なく、自然体でいいのだと、許可を与えられるように喜ぶ人もいました。

終末期は、それまで軽視されていた「居ること」に目が開かれ、「すること」と和解するように共存し、ようやく「丸ごと人間であること」を実感できるような時になります。

できる／できないという評価軸のみで自己を過小評価し、「心こめて共に居る時」から注意を逸らしてしまうことがありませんように。「行動するように居ること」「意図的な在り方」に心を注いでみてください。

そして、それまでその人が負ってきた「生きるための」乗り物や防具、装飾、仮面などが落ちて現れる本当の人の姿に、教えられることがあります。死に向き合い、感覚の覚めた人たちこそが、私たちを眠りから覚ましてくれる先生でもあるようです。

覚醒——萎んでゆく身体と広がる意識

私が緊急病棟で人の存在の力に驚いた体験をした後、期せずして臨床チャップレンの仕事を始めた頃、終末期にある患者さんから、「健康だった時に鈍っていた感性が鋭敏にされ、人の存在や青空、木々の緑に、泣けてくるほど感動します」といった話をよく聞くようになりました。ホスピスケアの支援を受けていた高齢の男性は、「私は萎《しぼ》んでゆく身体と広がる意識との間に生きている感じですよ」と言いました。死に直面することは、「深い覚醒」です。

人は普段、とくに身体が健康な時、自分の意図や選択で生きているように振る舞っています。ところが、自分の力や意識、理解を超えることに直面させられるたび、忘れていることを思い出させられ、はたと気づくのです。「生きていることは自分の力だけによらない」と。

病気を患う、死に直面する、自然災害や事故に遭う時に、なぜ自分は今、このような体験をさせられるのか、答えの出ない疑問を持つのが、人です。死に直面することは、私たちが生きてきた文脈である「健康状態」や社会環境の舞台が大きく変わること。カフカの小説『変身』のように、思いも寄らなかった舞台の変化に死生観も変わり得る時でしょう。舞台上から奈落の底に落ちるような恐怖や自己喪失を覚えることもあるでしょう。

こうした覚醒は人を変えます。誰しも、今の自分は、昨日の自分を超越した人間なのです。ただ、その変容を本人がどう受け止めているかを聞かず、「成長の機会だ」などと「効用」を不用意に説くことは、体験している本人の文脈を無視することになります。人が苦痛や、癒しに向けて変容する「時が熟す」過程に見る意味や表現は、時と場と関係によって人それぞれに違う体験です。あくまで本人の表現から今体験していることの意味を教わり、本人の心の「居場所」を尊重しながら支えなければなりません。

患者さん自身が、自分は看護や介護されるだけではなく教える立場にもあるのだということを、こう教えてくれたことがありました。

「あなたたちは、私が苦しまなくてもいいような、最善の支援をしてくださいな。代わりに私がしてもらう必要のあることや、何に助けられ、何がためにならないかを、あなたたちに教えてあげますから、ちゃんと聞いてくださいね」

一方的に人の世話になり負担になるつもりはないし、医療者や介護者も自分に依存して「受け取らねばならないことがある」のだと、はっきり言われたのです。

見送られるのは私たち

ホスピスケアで働き始めた頃、私は人を看取ることを、うまく離陸できるように飛行機を空港で整備する仕事のように感じていました。患者さんがまた一人亡くなると、「あなたも行かれましたか。行ってらっしゃい」という思いがしていました。

ところがある日、最期を生きる患者さんたちの生き様は、彼らの死によって去ってしまうのではなく、深い衝撃を「後に残している」ことに気づかされました。死にゆく人たちを他界へと見送るだけではなく、死にゆく人たちに私たちが見送られ、これからの生へと後押しされてもいるようにも思えたのです。

「ここまで最期を一緒に歩いてくれて、ありがとう。この先は一緒に行けないけれど、私があなたに託したことは、あなたの内に残っているから、しっかり生きなさい」

あなたは、死にゆく人から、何を残されているように思いますか。生き方や死に方で遭遇する困難なことに向き合う勇気でしょうか。想像もできなかった生死への見方や考え方でしょうか。あるいは、それまで否定的に捉えていたことが違って見えた体験でしょうか。何も価値もないように思っていた当たり前の日常に、後々まで残る意味を持つような瞬間でしょうか。

これに気づかされて以来、「見送られているのは自分のほうだ」という感覚をどう伝えることができるのか、私も多様に表現を試しながら探求してきました。

ある日、ベッドから身体を起こすことも大変になった八十六歳のベティを訪問しました。彼女は、どうしたら早く死ねるかをしきりに話していました。安楽死が合法ではないニューヨーク州で、自ら食べること飲むことをやめたらどうなるかを聞いてこられたのです。ご家族の気持ちや意見も気がかりなようでした。

ふと話を止めるとベティは、ベッド上で肘をついていた体勢から身体を起こし、ゆっくり身体を返して、彼女なりの心地良い体位に自ら落ち着きました。すごく時間がかかり重労働な様子でしたが苦痛はないようで、助けを必要とするでもない自然な動きに見えましたので、私はそのまま手を出さず見守っていました。動き方に、その方の尊厳を深く感じ、ふとこんな言葉が口をついて出ました。

「あなたが今、そうして動かれるお姿に、あなたの尊厳を感じさせられました。生きていることを当たり前にせず、感謝をもって丁寧に生きてゆくように励まされる思いがします」

ベティは「ありがとう」と言うと、やわらかな笑みを浮かべて話を続けました。ゆっくりと話題が、死へと急ぐ思いから家族への感謝に移ってゆきました。

「一人」に込められた多くの人たち

対話の相手である患者さんや家族の様子には、さまざまな要因で「多様な顔」が現れます。役割関係（医師—患者、家族同士、友人、知り合い）や相互への期待、医療介護への信頼度、初対面の人への感覚などです。人を信頼することについて時間がかかる人、誰にでも好奇心を持つ人、それらが病気で変わった人もいるでしょう。過去に出会った人との体験が重なることもあります。

自己の思考によって自己存在を実感したデカルトのような人間観とは違い、アジアやアフリカ、南米などの文化では「人を関係に見る」度合いが高いようです。何をするにも自分一人で生きているのではなく、力づけてくれた人たちの心や情熱、思いやり、つまり関係性によってできているという視点が日本にもあります。

たくさんの人の心に影響を受けてきた「私」も「あなた」も、多様な側面が混ざり合い、単に一人の個人ではありません。幼少の頃から深く刻み込まれ染み込んだ、親や家族、友人や同僚など、もう亡くなった人たちを含めて出会った人たちから残された「心の集積のような私」です。

患者さんやその家族に、「私たちは」とチームの一員として話しかけるのも、一人でしているこ とではないという意識があるからです。

さらには、患者さんを訪問して話を聞いている時にも、これまで自分が会ってきた人たちが私の意図を超えて思い出され、対話に飛び込んでくる感じがよくあります。そのため、初めて会う患者さんには、こんな自己紹介をしていました。

「私がこれまでにお会いした、たくさんの人たちと一緒に来ました。あなたとの対話で、彼らが私を通してあなたに声をかけてくれるでしょうから、その知恵をあなたにおつなぎします。あなたが出会った人たちも、あなたの内に知恵を残されていることでしょう。それをお聞きすることから、私も勉強させていただきます」

同僚たちの持つ多様な専門性の視点から私はいつも学び、視野が広がる実感がありました。多職種チームがなければ、ここまで人を深く広く理解することはできなかったでしょう。

「自然に現れる美のあるがまま」を愛でる

ニューヨークの美大で私が絵画を学んでいた時に、ある画家の先生が私の作品を見て、「pretty

とbeautifulの違いを知っているか」と言われたことがありました。どちらも「綺麗、美しい」という意味を持つ単語です。

「Prettyは、すぐに人の目を惹く。でも見ているとすぐに飽きてしまう。Beautifulは、目立たないかもしれないが、よく見ると美しい。そして、いつまで見ていても飽きない。そんな美しさだ」とおっしゃったのです。

「充分ではないかもしれない」との恐れから、綺麗にしようという思いで手を入れ過ぎると、自然の勢いや美しさが失われる。あるがままの美しさをどう残し描くことを終えられるか、その終え方が大切だ、と教えてくださいました。そして「自分の恐怖心に向き合って、超えなさい」とも励まされたのです。

医療技術の選択肢が増え、すべてを尽くすという大義名分によって必要以上に手を入れ過ぎてしまう場面によく立ち会います。介入を続けることが、どうか介入者側の不安や恐怖によるためではありませんように。

人生の終末期は、航海中の大海原で自分の位置を確認するかのようです。心の底にある思いや願い、不安や恐怖が引き出され、触発され、激しくぶつかりもします。人間性の最も複雑な側面が、共存して現れることもあります。海流の見極めを失い、操作できず、どう扱えばよいかが分からないと感じる時の無力感や心もとなさに対して人は、操作できる力を実感できることに、すがります。

操作できること、知っている（安心できる）領域に留まり、専門知識の説明に終始したり、電子カルテのスクリーン上の操作の安易さに逃げてしまいもするでしょう。

患者さんに起きていることを、医療介護の技術的、情報的な知識によって分析・分類して、「片付けてしまいたい」誘惑が起き、「分けることができるもの」のみを詰め、よく分からないことを「関係ない、必要ない」ものとして省略してしまいもするでしょう。

これは美しく食材が詰められた弁当箱にも似ています。綺麗に収める心地良さがあります。弁当箱的な整理は複雑な様相に整理された課題が見えやすくなりますから、それなりの利点があるのでしょう。

ただ、忘れてはならないのは、終末期を生きる人の体験は、綺麗に収まらないことが多く、またその文脈や基準は、「体験者である本人の視点によらねばならない」のです。どの名称、定義、分類に入れるかという発想で箱に入れてしまわず、そのままを手に取り、いかにより深く関わることができるでしょうか。

桜が散る時の美しさを愛でるような侘び寂びの美感で、はかなくも尊い生の完了の邪魔をしない姿勢、有終の美の見方です。

第2章　「人と人との間で起きていること」に気づく

「権威」の力関係

ある患者さんを初めて訪問した時、それまで数年にわたり受けて来られた癌治療が効果を示さなくなった時のことを語ってくれました。最初にそのことを告知した医師は病状と結果だけに関心があったようで、「癌治療の方法はもうない」と言うと、早々に立ち去ったそうです。「私は見捨てられたように感じて落ち込みました」とこの方は言いました。

別の意見を求めて行ったもう一つの病院で会った二人目の医師は、同じように癌であるとの診断や、もう治療法がないことを告げたそうですが、「私が置かれている困難な状態を深く感じ取ってくださっているのを感じて、とても力づけられたのです」とのこと。

同じことを告げるのであっても、自分と向き合う姿勢が全く違っていたことを強調したのです。そして、最初の医師のことを「本だけに従う科学医師」と呼び、二人目の医師を「私のことを気遣ってくださる人間医師」と呼んだのです。

この対照的な名付けに驚きました。そしてこれは、この方がこれから受けようとするホスピスケアへの要望でもありました。自分はただの一症例ではなく、心ある人間として扱ってほしいという訴えだったのです。

医学的な知識を患者さんに教え、期待値を現実的なものに合わせながら導いてゆくことは、医療者としての大切な役割です。患者さんは医療を学んでいないのですから、分からないことも多いでしょう。治療や医療行為の目的、期待されることの良し悪しや、分かることと分かり得ないことを、真摯に明解に伝えてもらえると、安心できるし、力づけられるのです。

一方で、「分かること」や「できること」が権威として表現される時、その人の生きる主体性を奪う否定的な力にもなり得るのです。専門知識や技術を重視しながらも、専門職の持つ権威や態度の影響について繊細に心を配り、理解しておきましょう。

どう伝えるか

私たちが何かを伝える時には、伝えるか／伝えないかがすべてではなく、「どう伝えるか」が患者さんの体験に大きく影響します。

論理思考が強い西欧では、「何を伝えるか」が意思伝達の主流になる傾向がありますが、日本のようなアジアや南米、アフリカなどでは、「どう伝えるか」が伝わり方に大きく影響するとも言われています。私たちの心が、言葉のみならず、自ずと態度や語調に表れます。

また、言葉は「関係」を伝えもします。医療者や介護者が「助ける」という言葉を使うと、助けを与える人受ける人、提供することのできる人と、助けを必要としてそれに頼る人、できる人とできない人といった依存関係が自ずと表現されます。「助けてあげる」という表現に、「弱い側」「助けを必要とする人間」として下手に見られたくないと感じる人もいるでしょう。言葉や語調、態度による権威とその影響を意識すること、すなわち患者さんを人として重んじる繊細な姿勢を積極的に調整することが必要です。

癒しと毒

幼少の頃、蜜蜂に刺してもらう療法を受けている祖母を見ながら、蜂の毒に薬効があることを子供心に不思議に思っていました。

「薬」と訳される古代ギリシャの原語 φάρμακον (phármakon) には、「癒し」と「毒」という二つの意味があります。医師ヒポクラテスが、現在の医療の中核を成す、実証に基づく疾患の理解と治療を確立した頃のことです。薬の効果には予期できない側面があり、同じ薬であっても、様々な条件によって癒しにもなり毒にもなり得ることや、薬効は絶対的なものでなく、効果に影響し得る要因も様々あると理解されていました。一方、当時の古代ギリシャ医学の「アスクレーピオス派」と呼ばれる学派は、「私たちが薬だ」と信じていました。私たち人間がお互いに及ぼす影響にも、癒しにも毒にもなる「薬効」があると理解していたのです。

癒しと毒の共存する私たち人間の性質は、医療者や介護者だけが癒し人なのではないということも意味します。職務という視点では、当然、病気を患う人を医療者が治療しているという意識があるでしょう。ところが、医療者の存在が傷にもなり得る側面があり、同時に患者さんの存在も、あなたにとっての傷になりもすれば、あなたの傷や弱さ脆さなどに癒しとなる性質もあるということなのです。

医療倫理の一つの原則に「傷つけてはいけない」というものがあります。ところが、最善を尽くしても、私たちには意図を超えて傷つけ、害にもなり得る側面があるのだと、古代ギリシャ医学は知っていたのです。患う人に症状や苦痛を起こしている原因は、疾患だけではありません。薬効も絶対ではありません。環境や対人関係における心身全体の状態に拠る側面があるのです。

例えば認知症の人などで対話のできない患者さんを、あなたが定期的に訪問しているとします。あなたがこれまでどれほどの業績を上げてきたか、訪問中に何をしてくれているかも認識できず、「来てくれて、ありがとう」とも言えない人です。しかし、その訪問には、機械的な所作ではない相互の関わりが生まれており、人の両面性が立ち上がっているのです。

傷ついた癒し人

何もできなかった、ただそこにいただけだった、四方山《よもやま》話しかできなかった、などとこちらが思っている場合にも、後から「あの時に私と居てくださったことで、大切な決断をする勇気が出ました」「あなたのことを難しい話しかしない人かと構えていたのですが、他愛もないことにもつきあってくれる人だったのですね。実は聞いてもらいたいことがあるのですが」と言われることがあります。心開くためにに必要だった「間合い」であったことに、後になって気づかされることがあります。

一方、他の多くの患者さんが喜んでくれたことであっても、本人に確かめずによかれと思ってしてしまうと、「なぜ私がどうしてほしいかを最初に聞いてくれなかったのか」と、疎外感に傷つく人もいるでしょう。

生の最終章を迎えている人それぞれと対話する時には、こちらから提供できることに正解はなく、その人に何が届くのかは、「受け取られ方」から知ってゆかねばなりません。多様な関わりの中で学んでゆくことになります。

痛みというものをどう捉えるのか、すべての人に共通する「痛み」の定義はありません。痛みが「苦しみ」になることには個人的な「苦しみ方」の背景や環境がありますから、比べることもできません。比べてはいけないものでしょう。それまでその人が生きてきた価値観や人生観から、何に痛みを感じるのか、痛むことの意味も多様です。傷ついた自分自身をどう見るか、起きていることにどんな意味があるのかによって、痛む体験は形作られます。

支えようとする側が「傷や痛みをどう受け止めるか」によっても、その人への接し方や対人関係に影響します。

傷を「避けるべき悪いもの」「弱さや失態」として、それを持つ自分を責めると、かえって痛みが増長され、生きる意欲さえ萎えてしまうことがあります。傷への否定的な意味づけの背景には、育った環境で教えられてきた価値観、代々引き継がれてきた生き方や見方、深い衝撃として残っている過去の傷などの影響もあるでしょう。

その一方で、痛みを体験することで「癒しを必要とする側面」を自身の内に受け入れ、癒され健やかになるための道を真剣に見つけてゆく勇気を得る展開も起きます。同じように痛んでいる人たちを、より深く理解して援助しようとする生き甲斐を見つける力も、人間性なのです。対峙させられる痛みや苦しみから癒しの可能性を最大限に引き出してゆくことは、蜜蜂の針の薬効を見つけるような〝自然への畏敬〟でしょう。

毒を癒しに変える知恵

誰にでもある過去の心の傷、もろさや所在なさ、恥ずかしさ、自分でも隠しておきたい「影の部分」が、視点を変えることで他者への深い共感と配慮、創造的なケアの知恵を生み出す場所になります。自らが持つすべての側面が自分を形づくるものであると理解することが、二者択一を迫られる緊張から解放され、癒され、自分自身の全体像との和解になります。

そして、そのような自己受容を通してこそ私たちは、良い意味で人を表面では裁けなくなり、「誰にでも、その人にしか知りえない理由や背景、物語がある」という前提で、「まだ知られない

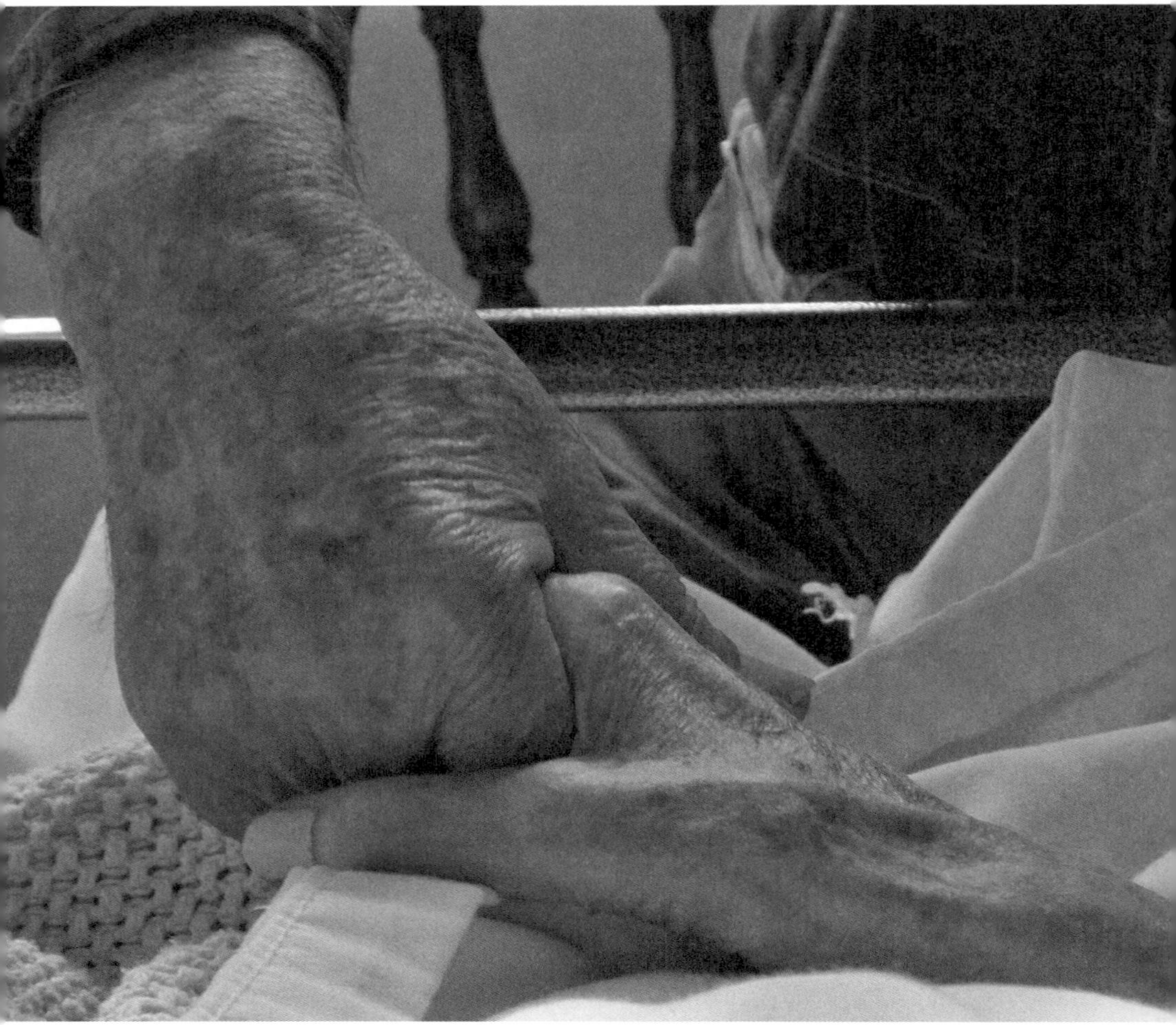

その人」を知ろうと、対話に臨めるのではないでしょうか。

「私たちは、私たちの傷ついていることを、どう他者に尽くすことに捧げることができるだろうか。私たちの傷が、恥の原因ではなくなり、癒しの源泉になる時に、私たちは傷ついた癒し人になる」 ヘンリ・ナウエン（司祭、作家）

ホスピスケアを受ける患者さんや家族から、「病気に治癒がない時にも、癒しがあるのですね。病気体験を通して物の見方や人間関係などが変わり、癒やされてきた思いがしています」といった体験談をよく聞きました。

良いか悪いか、成功か失敗か、幸か不幸か、喜びか悲しみか、健康か病気か、癒しか毒か、生か死か——これらを、どちらか一方と分けず、両側面を認めながら、その解釈の幅を広げてゆく。そのような二者択一を超える視点と発想で、毒も癒しにし得る知恵が見つかるのです。人の命の神秘的な可能性への畏敬を忘れず、「聞くこと見ること」に、その先にまだ何かがありそうだと問いかけてゆく信頼が、癒しの力をその人から招き出すためにも重要なのです。

「傷は光があなたの魂に入る場所。間違ったことをする、正しいことをするという考えを超えた向こうに、草原がある。私はそこであなたと会おう。魂がその草地に横たわる時、世界

は話すにはいっぱい過ぎる。あなたの愛する美しさを行動にしよう」 ルミ（詩人）

意図的な在り方

何を言っても不安がらず、動揺しないでしっかり聞いてくれる存在に、どれほど安心できることでしょう。何を言っても、濁流の中に動かぬ大岩や、嵐にも動かぬ大木のように、集中して心を注ぎ、共感をもって理解しようとしてくれる人の存在には、今起きていることに流されて足場を失いそうになる不安を和らげる力があります。

人は、自分の話すことが、関心を持って聞かれていると感じる時、自分自身に向き合う勇気や視野が、息を吹き返す生命力のように活性化します。

私たちが心を込めて注意を注ぐことによって、この活性化が始まります。「聞かれること」によって、一番大切にしてきた本音が分かり、気づけていなかった意味や希望、可能性に気づく機会が生まれるのです。

「日々繰り返しているだけのような行為でも、どのように行うかが人の痛みに届いて癒す」と、英国で人の全体を支えるホスピスケアを創始されたシシリー・ソンダース女史は実感されていました。米国でも、医療現場や喪失や悲嘆を含め人生の危機や困難に直面している人たちへの支援分野では、人の気持ちが充分に支えられ、安心して何でも言えるように受け止め、「気持ちを包む、許容する空間を作ること」を一つの目標とするようになりました。

重心が逸れる時

なぜ今、その人がその話をするのでしょうか。それまで内に秘め、耐え、長く言えなかった話かもしれませんし、それを言えているのは、聞き手への信頼や安心感があってのことかもしれません。あるいは、緊急に誰かに話さねばならないこともあるでしょう。

対話を踊りに喩《たと》えるなら、共に踊りながら相手が倒れてしまわないように、重心をしっかり保って支えてゆくのに似ています。そのように支える存在があってこそ、自分なりの踊りを見つけてゆく力づけになるのです。私たちにとっての課題は、寄り添う者として、注意の重心を失わないことです。

語られ始めたばかりの物語の芽を、こちらが摘んでしまうことがあります。その人の話している内容から注意が逸れ、聞けていない時には、何が起きているのでしょう。ここでは、その要因を考えてみましょう。ただし、これらの要因に気づいたら、自分の至らなさや良くない問題としてではなく、「ごく自然に誰にでも起きること」として意識してみてください。目的は、話から注意が逸れそうになるのをなるべく早く気づいて、注意を戻すことです。

解決手段が分かる時

誰かの話に問題を聞き取ると、その問題を解決してあげたいと思います。同時にその時、注意が対話の「相手」から外れて、「問題解決をする自分の考え」に移ってしまうことがよくあります。さらに解決手段が分かると、できることをし終える安堵感に惹かれて、求められたことのすべてを終えたように感じてしまうのです。そうなると相手も、距離を感じて、関心を持たれていないなと、話す意欲が削がれるかもしれません。「その人の話」が「問題解決の話」に場を奪われて、理解を求められていた話の目的を充分に理解する機会を逃してしまうのです。

人は問題を話す時でも、解決を求めているわけではないことがよくあります。問題を自分で話しながら考えるのをよく聞いて支えてほしいのです。解決手段が分かる時ほど、この誘惑に気づいて、解決してあげたいと思う（物理的に解決できる）こととは別に、語る人の心が何を求めているのかに注意を向け直しましょう。そして、「まだ聞けることはないか」に気を留めてみてください。

似たようなことが自分にもあったと思い出す時

誰かの話を聞いていて自分の体験が思い出されると、それに注意を取られて、つい「私にも似たことがありましたよ」と自分の話を始めてしまうことは私たちによくあります。相手と共通項があることを知らせたいようなのです。

日頃から聞き手が、自分の話が人に充分聞かれていないという欲求不満や孤独感を心のどこかに溜めているほど、「聞かれる場」を求め過ぎてしまうのです。「聞いてもらいたい」気持ちが話し手に先行して、その場を独占するほどに話しこんでしまうのです。あるいは、いつも周りの人たちに話す役割や権威を家族や職場で求められてきた人が、その役割を習慣的に続けることもあるでしょう。

まだ患者さんは話の途中かもしれませんし、話し終えた（ように見える）時にも、自身の話に気づいたことがあって、その意味を理解しようと物語の中にまだいるかもしれないのです。本人がじっくりと聞いてもらいたい時であれば、話の内容が中途半端なまま「充分に注意を注いでもらえなかった」とも思われるでしょう。患者さんの話の舞台が奪われて、話し手が聞き手にされることは避けねばなりません。「あなたはどう?」と聞かれる時にも、対話全体で相互の時間的な配分を意識しながら、自分の話は要点だけに絞り、「これが私の考えなのですけれど、あなたはどう思います?」と対話の主体を相手に戻すことも話し手を力づけます。

「語られていない物語を内に背負うことほど大きな苦悩はない」 マヤ・アンジェロウ（詩人）

その時にその話をする意味は、本人にとって、とても大きなことかもしれません。その人が考えて話す過程をよく感じて、必要とされる時間をかけましょう。自分自身の衝動に客観的に気づいて、制御しましょう。じっくり聞く時間がない時には、別に時間を取るよう伝えましょう。「その話はあなたにとって、とても大切なことのようですので、じっくり時間をかけて聞きたいです。予定を立てましょう」

家族や親友に、聞いてもらいたい話をしてみてください。彼らの聞き方や答え方が会話全体の流れにどう影響するのか、それを自分がどう感じるのかを注意してみましょう。話し手と聞き手の対話の焦点が一方的にならないように、意図的にバランスを取れるでしょうか。その実感から、あなた自身の話し方や聞き方にも気づくことがあるでしょう。

助けてあげたい衝動に駆られる時

また、痛々しい話や、悩み事などの場合、「その痛みから助けてあげたい」との衝動に駆られることもあるでしょう。「あなただけつらい思いをしなくてもいい。私にも同じようなことがあった」と聞き手が自分のことを話すことがあります。話し手の現実の視野が、痛みによって「こんな苦しみをしているのは私だけだ」と孤立している時には、他の人たちの同じような話を聞くことで、「私だけではなかった」と、周りとのつながりや連帯に力づけられることもあります。

しかし同時に注意しておかなくてはならないのは、こちらの話をどれだけ、どのように話すかです。「人は誰でも同じような痛みを持っている」という言い方は、ともすれば、「だからあなたはそのように苦しむ必要はない」と、その人にしか分からない独自の痛みを軽視し、否定して、痛みに伴う癒しへの探求を閉ざしてしまうことにもなりかねません。

また、話し手を黙らせてしまうまでにこちらのことを話してしまう背景には、その話に触発される自身の痛みから逃れようとする心理もあるでしょう。自分が何に痛みを感じているかを知る機会にもなりますから、気づいたら向き合ってみましょう。

触発される痛みを知る

「根が深い時、風を恐れる理由はない」　アフリカの格言

私たちの意識が人の話に影響されるのは、風に吹かれてなびく草木のようです。相手の話に触発される自身の痛みについて、掘り下げてみましょう。

誰かが話す様子やその内容を、痛々しいと感じることができるのは「共感」です。一方で、人の痛む話に自分が体験した過去の痛みが思い出されると、見聞きする私たちも痛みを感じます。自分が体験した痛みは、その人の痛みとは違うのですが、私たちは衝動的に自分の痛みに反応して、身を守ろうとします。その時に、自分の痛みに注意が囚われてしまい、その人の痛みをさらに理解するための注意を失ってしまうのです。患者さんの痛みと自分自身の痛みを混同した状態とも言えるでしょう。

米国でのチャップレンや社会福祉士の臨床訓練の中核には、「聞くことを妨げていた自分の痛みを知り、受け入れる練習」があります。患者さんとの対話を書き出して小グループで話し合い、他の人たちが気づくことから患者さんの言葉の意味を多角的に読み取ることを学びつつ、自分が聞けていなかった内容に、何が連想され触発されて避けることになったのかに注意します。仲間たちの支えに励まされて、連想された自身の過去の痛みに向き合い、触発されても動揺しないように、その時の自分を赦し、受け入れて、「根を下ろしてゆく」訓練でした。

これは私たちの本能的な「生き残りの術」ですから、触発されないようになることが目標ではありません。触発されるのに気づいて、相手とは違う自己のものとして認識し、意図的に分けて、相手の痛みをより深く理解することに集中することが目標です。相手の話す内容を自分のことにしてしまわず、敬意と共感をもって深く関わってゆくためです。

自己の内に残って触発される「影の部分」は、人間的な価値の欠点や恥ではなく、今の自分を形作る生きてきた経歴の一部なのです。「人間らしさ」として自分に赦し、受け入れてゆくほど、他の人の知られぬ影の部分に対しても寛容に受け止めてゆけるようになります。触発されていた痛みも、注意の重心を逸らす力を持たなくなるのです。触発されるたびに「どうしたんだろう、なんとかしなきゃ」と、自分の痛みの修理に呼ばれる必要がなくなるのです。

なびく草木のような意識が、なびきながらも根こそぎ飛ばされてしまわないように、根っこを下ろしてじっくりと風の性質を学んでゆきましょう。

鏡に映る自分

どのような風になびくのでしょう。まず、朝の身繕いをする時に鏡で自分を見るように、自分の周りの「何か」に「自分の何か」が見えることがあります。良く整えられる機会としてありのままの姿が見られると良いのですが、自分自身の内にある「見たくない」「思い出したくない」側面を相手に見聞きすると、つい避けてしまう心理が働いてしまいます。例えば、「おまえは、こういう人間だ」と決めつけられて傷ついた自分が、まだその声の権威的な響きに従って思い出されることがあります。いまだに自分で自分を責めているのは、なぜなのでしょう。

責められるべきだと誰かに教えられた「そのような人間」が思い出される時に、「そういう人間ではない」別の側面を肯定的に積み上げてゆけるでしょうか。

昔、チャップレンの臨床訓練を私が受けていた時のことです。先生の指導のもと、六人ほどの研修生たちと、患者さんとの対話について話し合う課題がありました。

その日は私の発表の番だったのですが、私の提出したものに意見してくれる同僚たちに、「それはもう知っているから」「それもしてあるから大丈夫」などと、まるで防護壁を立てるように繰り返す私に、同僚たちも「何を言っても受け取られない、はじかれる」との感想。その様子を見ていた指導教官のジャックが優しく、「圭は、まだ君のお母様が亡くなったことを充分悲しめていないのかもしれないなあ」と言われたのです。

あまりに唐突な提言に驚きました。自分に悲しむことを赦してこなかったことで、知らずと心の内に自分を守るべく闘っているのが、私の周りの人たちへの態度に影響していたのです。周りの人たちが私に与えてくれるのを受け入れることさえも拒否して、私一人で充分であるかのように頑張っていたのです。先生と同僚たちに支えられながら、自分自身の悲嘆に向き合う機会を自分に赦せて初めて、私の嘆く心が何を守ろうと闘い続けてきたのか、自分に問う機会を持てたのでした。

強いられた母の死という現実に抗議し続けてきた自分が、人からの援助を拒むほどに、母に守られなくても生きていける自分を自分で証明しようとしていたようです。母の不在を満たすことのできない矛盾と闘っていたようでした。この衝動が自分にあることを認めて初めて、この闘いに知らないうちに飲まれてしまわないだけの「心が呼吸できる空間」ができたのでした。

このような気づきは、同様に心身ともに固く自分を守って頑張っている人たちへの思いを察して包む意識にもなり、人と人との心をつなぐ親和力になるようです。

第3章

「医療の人間性」を再考する

変わる身体と生きてゆく術

ある患者さんが、こう言いました。

「身体は変わり続けるけれど、人は変わりたがらない。人は、変わる身体と生きてゆく術を知らないのよ」

治癒や回復を表す英単語 recover, rehabilitate には、「戻る」「もう一度」を意味する接頭辞「re-」が付いています。喪失前に持っていた健康や能力、機能を「取り戻して」「元に戻す」ための治療を、医療は求めてきました。それでも身体は変わり続けます。治療のできない疾患や老衰もあります。その人の側面を体験や関係を通して知り、変わりゆく人として生きてゆく術を知らねばならないのは、「患者」と呼ばれる人だけでなく、医療や介護を提供する人の課題でもあるのです。

あるアメリカ先住民の部族は、病気をした人が回復すると、その人の名前を変えるそうです。病気の体験によって、その人は変えられたと理解するのです。

ある病気を体験したことのない人にその病気のことを聞くと、検索すれば誰にでも得られる答えが返ってくるでしょう。これは情報としての知識です。ところが、病気を体験した後のその人に病気のことを聞くと、自分の体験的な知識を語ってくれるでしょう。前者の人にはない、同様の病気を持つ人たちに対する親身な気遣い、共感や理解、どう支えたら良いのかについてなど実体験による知恵を得て、「違う人」のようなのです。

「昨日に戻るのは何の役にも立たないわ。だって私はあの時、違う人だったんだから」

ルイス・キャロル『不思議の国のアリス』

病気体験には誰にとっても不確かで未知のものであり、「塞翁が馬」の喩えにもあるように、その体験がこの先、どう展開してゆくのか、先の道のりの良し悪しは誰にも分かりません。どんな体験をしようとも確かなのは、その体験から学ぶことがあり、生きる知恵を得て成長を続けるということ。良い意味で人は、体験したことを知る前に「戻る」ことはできないのです。

ホスピス緩和ケアで重視されるのは、疼痛や症状を緩和しながら、本人が体験を自分のものにできるよう、人生の主権を本人に戻し、生きる過程を力づけることなのです。そのため、医療支援を提供する側には、情報的な知識だけでなく、人との関わりを体験することを通してその人を理解してゆく体験的な知識も必要になります。症状や痛みなどの問題を「解決する」ことだけでなく、「人間性」の視野でその症状や痛みを体験している人を知り、それぞれの人が持つ体験的な知識や知恵を尊重し活かしながら、力づけようとする支援の形なのです。

体験して実感として知ったことのほとんどを、私たちは意識していません。美味しいソースを、皿に何も残さずパンで綺麗に拭って食べるように、生きて体験してきた自らの人生を味わい尽くすことを勇気づけるホスピスケアの役割を、こう紹介していました。

When life cannot be extended, let's expand it.

「これまでは、あなたの病気しか見られていなかったかもしれませんが、これからはあなたがどういう人で、どのような体験をされ、何を望まれるのかを理解してゆきます。あなたが主役。命の長さを延ばせない時に、命の内容を拡張しましょう」

世界で機運が高まる「人のための」医療

昨今の日本の医療現場で、「全人医療」、「人中心の医療」、「患者さん目線」などの言葉がよく聞かれるようになりました。英語圏でも、holistic care（すべての部分や側面は全体に影響していると見る、全体主義的なケア）、whole-person care（人の全体へのケア）、person-centered care（患者さんを「人として」中心にしたケア）、compassion（思いやり）、empathy（相手の立場に心を注ぐこと）などと表現され、人の悲しみや苦しみ、体験していることを心から感じ取り、その人の立場に立って理解しようとする同伴者の姿勢が大切にされています。

Compassion は「共に苦しむこと」、empathy は「悲哀、情意を込めること」などを意味します。「ケア」の語源にも、「悲しみ（を共にする）」との意味があります。医療も介護も古来、健康の喪失などで悲しむ人の気持ちを汲む、包む、そのような「もてなし業」とされていたのでしょう。

医学は、自然科学から人文学、哲学、神学、芸術に至るまで、広く人についての理解の仕方を統合した豊かさを育む歴史を歩んできました。しかし、医療技術の発展と専門分化などによって見失った知恵もあるでしょう。

患者さんが中心でないこと、医療者の権威による「上から目線」であったことへの反省を経て今、これまで培われた人の知恵を温故知新で再生し、医療に豊かな人間性を反映してゆく機運が世界中で高まっています。文学や芸術を通して患者さんの表現や体験をより繊細に理解する医療訓練、「物語医療 Narrative Medicine」や「医療人文学 Medical Humanities」という専門分野も、コロンビア大学はじめ米国各地で発展してきています。

人を、疾患や戦場だけで見ない

患者は「患う者」です。ただし、身体だけが患うことは起こり得ず、疾患体験によって人の体験しているすべての側面が、さまざまに影響し合いながら「患う」のです。

「疾患と闘う」「闘病生活」という比喩がよく使われます。健康や生を脅かす対象は、確かに闘って打ち負かしたい相手ではあります。ただ、医療が闘いのみの場になり「勝てるかどうかの結果」だけが問われると、本人の生き方や価値観による体験の捉え方、患い方や癒え方を見逃してしまいます。そうした医療を体験した家族の物語は、医療の介入が終わった後も続くのです。いまだ緩和ケアが「治癒医療を諦める場所」「救えなかった生を諦める場所」としてしか理解されない傾向があるのも、疾患中心の医療のなごりです。

医療の現場が医療者の戦闘能力だけで優劣をつけられるものになると、患者さんや家族が、医療者の所有や評価の対象と見られてしまいかねません。疾患を治癒できないと、医療者は闘いに勝てなかった敗北感に陥りますし、その人を「救えなかった」と罪悪感に陥る時には、自己の戦闘能力の出来不出来だけに注意が限られてしまうのです。

患者さんの体験と疾患を分けずに理解し、多層な関係性の文脈で「生きる」人に敬意を払う全人的な緩和医療の研究が世界的に進んでいます。

人としての本質的な尊厳を力づける

南米系の八十九歳の女性マリアを、娘さんたちが自宅で介護していました。虎の大好きなおばあさんの居間の壁は虎の絵でいっぱい。ソファーにも大きな虎のぬいぐるみがあって、横たわるマリアのお供をしていました。

私が訪問するたびにマリアは、お腹の横に突き出た癌腫瘍の塊を指差して、「これを手術で切り取っておくれよ！」と繰り返し言われるのでした。手術の叶わぬ体調で、あの塊を持って最期まで生きてゆかねばならないことが、どれほどマリアの尊厳が失われるような体験だったかと思われました。腫瘍の塊から自由になることができないままに、マリアは亡くなりました。

マリアの死後、最後の挨拶にご遺族を訪ねた時のことでした。彼らがマリアへの愛情たっぷりに、朗らかな笑顔でこう言われるのです。

「大好きな虎みたいに死んでいったわね。マリアらしかった」

本人の望むように「腫瘍なし」で死ねなかったにもかかわらず、家族が彼女らしかったと見ることにも、マリアの尊厳を見る思いがしました。

人の尊厳は、結末としての死に決められる個人の所有物のような性質ではなく、亡くなった人と親しく関わった人たちによって書き換えられもする関係に表れるように思われたのでした。

米国のケネディー倫理研究所のディレクターである医師、ダニエル・サルマジー氏は、人の尊厳を論じるエッセイで、誰もが人として持つ人間であることの尊厳を「本質的尊厳」Intrinsic Dignity、人が自他に与える人に付随した価値による尊厳を「属性尊厳」Attributed Dignity としています[*1]。

ホスピス緩和ケアは、社会的に人との関係で価値づけてきた属性尊厳の喪失に心痛める人が、人として失われない本質的な価値を再発見できるよう、敬意をもって力づける医療支援の在り方なのです。これは終末期医療に限らず、すべての医療、介護、ケアに言えることでしょう。

「**あなたは、あなただから大切なのです。あなたは、人生の最期の瞬間まで大切なのです。私たちは、できる限りのすべてを尽くして、あなたが安らかに亡くなるためだけではなく、死ぬまで生きるお手伝いをします**」シシリー・ソンダース

私たちが人の尊厳をどう見るかが、対話や支援で起きる力関係や展開に大きく影響します。病むことや老いること、あるいは特定の身体機能や能力の欠如や喪失など、外的な変化によって失われることのない、人としての神聖なる尊厳を、私たちは日頃から誰に対しても、自分自身にも認めることができるでしょうか。人の人生の最期、ほんの短い間に関わらせていただく私たち医療者や介護者も、本人や家族が物語を書き換え、尊厳を見つける場面にも関わっているのです。そう思うと、背筋を正される思いがします。

「個人的な価値」を尊重する

喪失感は、失われたものに与えていた意味によって大きく違います。何かを落としたり、盗ま

れて紛失したりした時、買い替えのきくものであれば気にもしないでしょう。ところが、毎日つけていた日記や手帳、大学卒業を記念して家族から贈られた物であったりすると、失われたのはその物だけでなく、その物についた関係史を失うことになります。大切な人との特別な軌跡、履歴の記念です。その物にある傷もまた、別の物とは違う愛すべき印であり、大切にしてきた価値があります。その価値を知らない他の人にとっては、ただの物に過ぎません。

人にも同じことが言えます。ある患者さんが、医療者にとって「あの部屋の患者さん」でしかないのは、個人的な関係がないからです。しかし、家族や親友たちにとっては、その人に関わった分、多様な意味や物語のある、貴重な存在なのです。

ある日、ホスピスケアの臨床者たちが謙虚にさせられる教訓が起きました。

ある患者さんが死を間近にしていた時、スタッフの一人がその日の様子を聞こうと家族に電話して「今日の彼の移行はどんな感じでしょうか。」と聞いたのです。臨死期に入った患者さんの死にゆく過程のことを、現場ではよく「移行 transition」と言っていました。これに、電話を受け取った家族の人が、「これは移行ではなくて喪失です！」と、激しく怒って答えられたのです。スタッフはその場で謝り、翌日にはその家族も電話をして来られて、語調が激しすぎたことを謝られたのですが、そのスタッフは、「ホスピスケアで働いていると、いつも使っている言葉に慣れて当たり前にして、人が直面している気持ちに寄り添えないことにもなることに気づかされました、そうなってはいけないと反省する機会を与えられました」と答え、その家族に感謝したのでした。

死にゆく人を日々見ているホスピス緩和ケアで働く人たちが、日常の出来事として死を語ってしまう時に、人が関係史の文脈で私的な体験をしている意味を見逃すことがあるのです。人それぞれが表現する、起きていることの意味を尊重する重要さを深く心に刻まれた出来事でした。

あなたの自宅にある所有物の中で、買い替えができない、個人的な意味があって失えない貴重な物を三つ挙げてみてください。二つならどうでしょう。一つ、一番失えないのは、どれですか。なぜそれがあなたにとって貴重なのか、その理由を考えてみてください。その実感を、あなたが相手に聞いて初めて知る価値に重ね、味わってみてください。

寄り道

チャップリンの映画『モダン・タイムス』[*2]が、生産性の増加を目指す産業革命によって、人の価値が大量生産される製品のように見られるようになった様子を見せています。医療や介護の現場が生産性を上げる効率だけで価値づけられ、質の管理が人の多様性を反映しないほどに均一化されると、その時と場で、それぞれの人が必要としていることの判断や対応が制限されてしまいます。知性と感性の両方を活かして人間性豊かな対応が展開されてゆきますように。

旅人をもてなす

ホスピスhospiceの語源は、古典ラテン語で「もてなし」を意味するホスピティウムhospitiumにあります。

古代ローマ・ギリシャでは、誰もが受けることのできる権利としてのもてなし、その人を客としてもてなす人の義務としてのもてなし、この権利と義務が契約のような絆として神から与えられていると理解されていました。これがさらに中世ヨーロッパで、巡礼者や旅人たちが介護され、もてなされる修道院付属の建物として広がったことにホスピスの由来があります。

人をもてなす仕事は、もてなされる人がいないと成り立ちません。こちらのもてなしに対して、受け取られて初めて、関係が成り立ちます。もてなしを受ける人が、提供者に一方的に依存しているわけでもありません。もてなしを提供する側も、よく受け取られることに依存するのです。権利と義務による絆として、誰もが必要とする時に必要に応じて主体的に受け取れるように準備しておく「もてなし」なのです。

旅人である患者さんたちは、自分の身に起きていることをどう理解しているのでしょう。何を期待しているのでしょう。それぞれの必要性に見合った支援をどのようにデザインしていけるかが、最初の決め手になりそうです。患者と医療者の間の、それぞれに違った現実感の差や期待値、時間感覚の「時差」などを、どう察知し、理解して、もてなすことができるのか。それが、もてなしを専門とするホスピスケアの最初の課題になります。

その点、医療や介護の現場にいる私たちは、旅館や飲食業界など「おもてなし」を専門とする方たちからも学べることが多そうです。

野菜の天ぷらを最初に考案された近藤文夫さんは、「僕は美味しいものを作りたい。ただ揚げていたら美味しいものがなくなってくる。素材にとっては失礼です」と言われました。広い見方じゃないと前に発展しない。絶えずチャレンジだとも言われます。[*3]

対話で触れる相手の思いという素材に失礼にならないように、どうしたら相手と自分の旨みを引き出すことができるのでしょうか。対話にも、手早くサッと揚げるような時があり、静かに包んで蒸らすような時間が必要な時もあります。隠し味もあり、時間をかけて煮込む対話もあり、すぐにはその旨味が出ないこともあるでしょう。相手の水分に私の水分が自然に同化していけるような「間」を与えてゆければ、美味しい旨味が引き出されるかもしれません。

「**素材はだれの前にでもころがっている。内容を見出すのは、それに働きかけようとする者だけだ**」 ゲーテ

第4章 「その人にしか語れない痛み」に必要性を聞き取る

QOLについて

第3章は、いよいよホスピス緩和ケアの核心に迫ります。まず、WHO（世界保健機関）による「緩和ケア」についての定義を見てみましょう。

「緩和ケアは、生命に支障をきたす疾患に関わる問題に直面している患者（大人と子供）や、その家族のQOL（Quality of Life）を向上させるアプローチです。身体的、心理社会的、あるいは霊的に認められる、痛みや他の問題を早期に発見し、正確に評価し、そして治療することを通して、苦しみを予防し和らげます。

苦しみに対処することは、身体的症状を越えた課題に気を配ることに関与します。緩和ケアは、患者と彼らの介護者たちを支援するためチームによるアプローチを使います。これには実践的な援助や死別カウンセリングが含まれます。患者が死に至るまで、できる限り活発に生きることを助ける支援システムを提供します。

緩和ケアは、健康への人権の下で明白に再認識され、特殊な必要性や個人の好みに特別注意を払う、人中心の統合された保健サービスを通して提供されます。

緩和ケアは広域の疾患に要求されます。緩和ケアの必要な大多数の大人は、心臓疾患、癌、呼吸器系慢性疾患、エイズ、そして糖尿病といった慢性病にかかっています」（WHO「緩和ケア」[*4]）

緩和ケアという医療の領域は、終末期に起きる痛みや問題を軽減、緩和すべく、チームで患者とその介護者に向き合い、身体的症状を越えて「ＱＯＬを向上させる」ために、人の体験を全体的に理解し支える医療です。

Quality of Life「ライフの質」とは、どういう意味でしょう。英語で表現される意味の翻訳が必要です。また、世界の基準が議論される英語表現を取り入れながらも、英語中心の発想に頼るだけではなく、「何の質を高めるのか」を日本人の心にしっくりくる日本語の表現を見つけてゆくと、臨床現場での表現も、より深く心に通じるのではないでしょうか。

ライフは、日本語では命、生命、生活、人生などと訳されます。この質を向上させると言うとき、どれを意味するのでしょう。このすべてでしょうか。それぞれの側面に配慮してみましょう。

「命」の語源は諸説あるものの、「息《い》の内《うち》」であったり、漢字では「神様からのお告げをひざまずいて聞く」という意味があるように、成り立ちには霊性への畏敬がありました。しかし昨今それは感じられず、物理的な生命の意味をより強く感じるようになっています。

人それぞれの「生き方」は、血圧や血中酸素濃度など測定可能なものの範囲を超えて、体調や容態に影響します。「生活環境」も影響が大きく、「生活支援」は重要なことです。さらに、その人の生活上の価値観、人間関係などの社会的な背景や、何を気にするか、何が気になるかといった、心理的な気遣い方にも注意を払わねばなりません。

「人生」はどうでしょう。終末期に関わる医療者は、その人の人生の最後の場面で舞台に登場するのですから、当然ながら全部を理解することはできません。おこがましくも「人生の質を高める医療・ケア」などとは言えませんし、その人の生きてきたすべてには、誰も責任を持ち得ません。

ただし、最期をよく生きる体験が、その人の人生をよく締めくくることがしばしばあります。それまで確執のあった人との和解ができたり、悔いや失意など長く背負ってきた重荷を下ろせたり、人生全体への思いが晴れたりもします。よく知られたその人らしい側面や、それまで気づかなかった視点、大切な人と共有された心に残る貴重な瞬間などが、人生の見方を変えもします。

「私たちの知る限りの医療は、自然が障壁を取り除くお手伝いをするが、それ以上何もしない。どのような場合にも看護がしなければならないことは、自然が患者に働きかける最善の状態に患者をおくことなのだ。」 ナイチンゲール『看護覚え書』

ＷＨＯによるＱＯＬの定義では「自分の目標や期待、標準や気遣われることとの関係と、生きている文化や価値観の文脈で、個人が自分の立ち位置を判断する見方」とあります。医療者が均一に決めることのできない、その人自身が生きていることについての見方や生き方であって、その人自身にしか語れない背景がＱＯＬにはあるのでしょう。身体の生命が店じまいの準備をする過程を、本人が実りあるものとすべく全うするための質は、「生活の質」や「人生の質」などさまざまな側面を「生きる質」と、動詞で表現するほうがしっくりきそうな感じがします。

シシリー・ソンダース女史からの引き継ぎ

ホスピス緩和ケア実践の中核である「痛みの緩和」については、シシリー・ソンダース女史が提唱したように、痛むのは身体だけではなく、社会的・心理的・霊的な痛みの側面を含めた総合的な痛みが「苦しみ」になることを理解せねばなりません。それぞれの人に独自の生命力があり、生活環境や生き方があり、生きてきた体験の上に形づくられた人生哲学による現実理解や選択、人との関わり方、ものごとへの意味や価値のつけ方があります。何をどう痛み、苦しむのかを理解するためには、健やかさについての価値観や「気の持ちよう」を一緒に理解してゆかねばならないのです。

米国では、このような緩和ケアの全人的な視点が、余命六か月以内といった条件で提供されるものではなく、医療全体の在り方に浸透すべきだと長年にわたり議論されています。

「スピリチュアル」とは？

ホスピス緩和ケアが緩和を目指す総合的な痛みのうち、「霊的な痛み」は、英語圏では、臨床訓練を受けたチャップレンが専門とする「スピリチュアルケア」と呼ばれる領域になります。しかし、人の苦痛の根底にある霊的な痛みのケアは、チャップレンにしかできないことではなくて、これを読むあなたにもできることなのです。

もともと四世紀のフランスで、町の行政に見放されていた地方の貧しい人々をもてなした僧侶、聖マーティンの死後、彼がまとっていたケープを遺品として保管していた人の名に端を発し、聖マーティンのもてなす姿勢を僧侶たちが受け継いだのが、チャップレンの職務に発展しました。そして米国では、独立戦争で軍隊に任命され、後に大学などにもチャップレンが任命されるようになりました。これが病院など医療の現場で発展することになったのは、一九二〇年代半ばにマサチューセッツ州の病院で臨床訓練のプログラムが作られ、患者であったアントン・ボイセンが臨床チャップレンとして雇用されたのが始まりでした。米国での臨床チャップレンの発展過程で、プロテスタント（宗教改革でカトリックと別れた「新教徒」）の白人男性の文化が中心であったのが、昨今では宗教の有無や多様な背景に関わらず、すべての人を平等にもてなし、支える機運が熟しつつあります。

現在では、チャップレンたちの背景もクリスチャンだけでなく、仏教、ユダヤ教、イスラム教など多様です。最近では、宗教を背景に持たない人たちへの気遣いから、特定の宗教や宗派に属さない「人文主義チャップレン」も現れていますが、そもそもチャップレンの臨床訓練の最初に基本倫理として教えられることに、「自らの宗教的な教えを押し付けてはならない」との規定があります。そのため、現場でチャップレンは、それぞれ自己の宗教的な背景を思わせる法衣や牧師の礼服などを着ません。病院によっては、チャップレンが医師や看護師と同じ白衣を着る所もあります。唯一チャップレンが宗教的な服装を着るのは、ある患者さんや家族が、彼らの宗教的な伝統や背景から特定の儀式などが必要な時に、来てもらいたい聖職者がいない時だけです。

誰もが宗教の有無や背景に関わらず、文化的にも平等に終末期支援でスピリチュアルケアを受けられるよう、政府が規定する、六十五歳以上の国民のための医療補助メディケアの恩恵として、ホスピス緩和ケアの「中核的サービス」に、栄養士と死別悲嘆カウンセラーと並んで「スピリチュアルケア提供者」による「カウンセリング」が明記されています。[*5、6、7、8]

日本では「スピリチュアリティー、スピリチュアルペイン」と英語をそのままカタカナにした言葉が使われていますが、私はあえて、「霊性、霊的な痛み」と日本語で表記するようにしています。カタカナ英語にとどめておくと、いつまでも「外来モノ」として曖昧な感じがするのです。

日本人の心に落とし込みましょう。

霊性という言葉の印象に抵抗感があるかもしれませんが、ニューヨークでも「スピリチュアル」という言葉は日常用語ではなく、宗教や霊現象などを連想して抵抗感を示す人が多いのは日本と同様です。患者さんやその家族に最初から「スピリチュアルケアのカウンセラーです」と言うと、宗教を連想して「自分の直面していることとは関係ない」とする人たちが多いですし、ホスピスケアで働く看護師や社会福祉士などであっても、宗教的な必要性の有無だけで解釈する場合が多いです。

そのため私は、患者さんの背景に応じた紹介の仕方をし、医療チームの同僚たちには、宗教的な側面に限られない臨床スピリチュアルケアの視点や役割を、事例の評価や介入の仕方を通して伝え続けねばなりませんでした。私を「実存的カウンセラー」と呼ぶ患者さんもいました。

一方、米国では、既成の宗教には属さずとも、自らを「スピリチュアル」だと言う人が増えてきています。日本人が巡りあわせや縁などを意識するように、自分を超えた広大な命の神秘とでも呼べる次元への畏敬から、人としての霊性を深めることへの関心が高まっています。本章では、そうした「スピリチュアル」な側面を含みつつ、より広義な、世界の基準としてホスピス緩和ケアで定義される臨床的な「霊性」について解説します。

寄り道

人の健康全体を表現するのに、ボディ・マインド・スピリットという言い方がよく知られています。英語の「マインド」には、精神（メンタリティ）、思考、意識、意志が含まれていて、動詞では「気にする」という意味があり、頭の知的働きを表す「考える心」といった意味があります。外的な身体的側面に対して、内的な側面をマインドとスピリット（霊）に区別しているのも興味深いですね。

マインドフルネスの思想や瞑想が、心理療法の発展のように世界的に流行っていますが、頭を印象づけるマインドは、個人の意志や意図、選択を重視する西欧的な見方です。「心」を深く感じる日本人は、マインド的な側面を超えて、直感的、霊感的な感覚を豊かに持ち合わせています。鈴木大拙らがアメリカに禅を伝える以前から、日本人の霊性や日本の宗教史における瞑想についての思想の深さは言葉に尽くせないほどであり、温故知新で忘れてはならない、世界に伝えてゆける日本の文化遺産です。マインドフルネスに代えて「ハートフルネス（心の満ちた状態）」を説く日系のスティーブン・マーフィー重松博士の『マインドフルネスからハートフルネスへ――思いやりをもって自己と社会を変革する』も興味深い視点です。[*9]

緩和ケアの第五領域――霊的、宗教的、実存的側面

「これが普通」「我慢できる程度」など、痛みは人によって感じ方も多様です。痛みは、身長や

体重のように数値で客観的に測ることはできず、関係性など多くの要因で主観的に変わります。背景に、その人の心のあり方、現状の見方や解釈、生きてきた役割、必要なことの求め方、そして、その人独自の理由や物語があるためです。

米国の代表的なホスピス緩和ケア組織が共同で編纂した、「全米同意プロジェクト：上質な緩和ケアのための臨床実践の指針」に、第五領域として「霊的、宗教的、実存的側面」が、こう明記されています。

「霊性は、活き活きとして内在する人間性の側面であり、これを通して、人はおのおの、意味や目的や自己を超えた次元を探求し、自己、家族、他者、共同体や社会、大切な人、あるいは神聖なものとのつながりを体験します。霊性は、信心、価値、伝統、慣習によって表現されます[*10]**」**

この定義によると、誰にでも「人の自然な一側面として、霊性がある」と理解されていることが分かります。霊的な人と、そうでない人がいるわけではないのです。人それぞれが日々体験していることの、意味や目的を探求する仕方、様々なつながりの体験の仕方、その表現の仕方に、その人の「素性」とも呼べる霊性が現れます。価値観や自然観、人生哲学、死生観や道徳倫理観のみならず、命や魂、運や縁、神仏や神秘を信じる心など、神聖な次元との関わりも含みます。その人の身体や心理、社会的背景とも切り離せないのが「霊性」です。

様々な苦痛に対するつらさの表出や、必ずしも表現できない、言語化を超えた体験、人間関係への価値づけ、そして主に医療選択などにおいて「何をどう望んでいるか＝腑に落ちる場所」に、その人の霊性が現れます。

アトランタのエモリー大学で教鞭を取る牧会神学の教授エマニュエル・ラーティ氏の言葉です。「霊性は、自己、他者、世界、神あるいは、五感による体験を超えるものと関係を持つ人間の許容力を意味し、世界の歴史的、空間的、社会的文脈における特定の活動や、行動様式によって表現される[*11]」

当然、その人に医療や介護を提供する人の霊性も影響します。心を持った人と人とが対話で心を交わし合う時と場は、霊性の交流と言ってもよいでしょう。ケアの提供者はまず、自己の霊性が、どのように健やかでいられるのか、何がその妨げになるのか、どう他者に影響しているかを理解しておくことが必要です。自己の霊性をよく養い育み、その応用や効果についても理解してゆくことが、全人的なケアの基礎になります。

霊性の個人的な必要性を見逃さない

ある患者さんを初めて訪問し、居間に通された時のことです。ソファーに座った患者さんが、横に座るよう招いてくださいました。写真家である彼の話し方に、子供のような純粋な好奇心、開かれた心、ユーモアを感じ取ることができました。

「それで、君はスピリチュアルケア・カウンセラーだということだが、それはどういう役割なのだね?」

よく聞く問いかけを彼から聞いたとき、私は居間にあったピアノにヒントを得て、こう答えてみました。

「私は、あなたの心のピアノの調律師なのですよ」

「そうか、気に入った。何が話せるかな?」

「まずあなたが今、どんな体験をされているのかを聞かねばなりません。あなたが調律したい側面を見つけられるように、お聞きしましょう」

この招きに彼は、内的な体験をピアノに喩えて、調律したい心のもやもや、心配事や葛藤などを話し始められたのでした。

宗教的な分類を超えて、患者さんや家族それぞれが「霊性の支援」に求める内容は多様です。「その人をその人たらしめている決め手」に関わってゆくことで初めて、身体的、社会的、心理的、霊的な痛みの背景や歴史を、語られる物語を通して少しずつ知ってゆくことができるのです。

表面的な印象では見逃してしまう「霊性」、つまり痛みや痛み方の背景で必要とされていることを、患者さんやその家族の表現で理解してみましょう。

看護師による報告：「この患者に宗教なし。スピリチュアルケアは必要なし」

その後、チャップレンが初回訪問で患者さんから聞いた言葉：「私たちは宗教とは関わりがないのですが、霊性を大切にしています。神様を信じることは特定の宗教なしに、個人的な信仰なのです。祈りは大切ですよ。私たちのために祈ってくれますか」

社会福祉士による報告：「この患者は、とても宗教的なユダヤ人だから、ユダヤ教的な支援が必要」

その後、チャップレンが初回訪問で、もう話せない患者さんの代わりに娘さんから聞いた言葉：「私の父は伝統的なのです。私にとって霊性は大切なことです。私があなたに来てほしいとお願いしたのは、今ここで起きていることに、違った見方が必要だと感じたからです」

家族は「宗教的」という言葉を使わず、「伝統的」という言葉を使いました。この家族による意味づけです。

看護師による報告：「この患者はカトリックです。カトリックの教会に連絡して神父に来てもらいましょう」

その後、チャップレンが初回訪問で患者さんから聞いた言葉：「私はカトリックの家庭で育ったのですが、若い頃に生きていることの意味を探求したくなって、いろんな宗教や哲学を勉強しました。私は探求者(seeker)なのです。あなたと、この体験がどういう意味を持つのか考えてみたいのです」

人の霊性面の理解と支援を含めた緩和ケアの世界の基準を、皆さんも遅れを取らずモノにしてください。なぜなら、それを受け取る患者さんや家族が一番喜ばれるからです。

痛みの四つの側面の重なり

まず人が死を目前にして望むことの筆頭に、「痛みたくない」、「苦しみたくない」があります。身体に痛みがあると、まともに考えることもできませんよね。自主的、自立的な自己表現や現状理解、医療選択や人間関係、生きる質に大きく影響します。

私の職場であった訪問看護のホスピス緩和ケアでは、新規にケアを受け始める患者さんの身体的な痛みを「二日以内に鎮めること」を目標にしていました。そして、多職種チームの誰が訪問する時にも、最初に身体的な痛みや症状がどうであるかを聞いて、痛みや苦しみがある場合にはチームの看護師やチーム・マネージャーに連絡し、連携しながら対処することが基本でした。

疾患や薬剤による副作用だけではなく、身体に痛みや症状を起こす数々の要因をも全体的に理解してゆかねばなりません。

内的な心痛が身体の痛みや症状になることがあります。心が痛む原因は、健康を損ねて家族の負担になること、予期できない今後への不安、楽しみにしていた今後の計画や望みが失われてしまった喪失感、生活や人間関係の想定外の変化に自身の立ち位置や大切にしてきた生き方を失う、自責の念にかられるなど、さまざまです。

困難な時を、どう克服してきたのかによっても、対処の仕方は違うでしょう。家族や親しい人が「苦しむのを見た」背景があれば、「あんなふうに苦しみたくない」という苦痛への恐れがあるでしょう。何を「苦しみ」と見たのか、「あんなふうに」の意味を理解したいです。痛み方の文脈を理解せねばなりません。

医療者から最高のケアを受けたいために、負担や迷惑をかけまいと、苦痛を内に抑えて言わない場合もあります。

痛む、苦しむということの個人的な意味や背景、影響する範囲を理解してゆくためには、医学的、病理学的、薬学的な専門知識だけではなく、人文学的な知識や、人との関わりで深めてゆく経験知が必要になります。人の痛みを、「その人の痛み方」と合わせて、何を必要としているのかに多職種で応答してゆく姿勢が、ホスピス緩和ケアの医療行為や対話の基礎にあります。

シシリー・ソンダース女史が提唱した痛みの四つの側面「身体的、社会的、心理的、霊的な痛み」が、私が出会った患者さんたちにどう現れ、それをどう認めて対処できるのか、いくつかの例を通してご紹介しましょう。

❶身体的な痛み

八十九歳の高齢女性リンには、緩和が困難な腹部の痛みがありました。いくつかの違った鎮痛剤が試されても、効果が充分現れないことについて多職種チームで話し合われていました。

ある日の訪問で、リンが私にこう言ったのです。

「この痛みが去ってくれないのは、私が十代の頃に悪いことをしたのが今になって私に追いついてきたからなのかもしれない」

これを聞いた私は「罰せられているように思われるのですか」と聞こうとしたのですが、リンが「罰」という言葉を使わなかったことに気づいて、私からはそう名づけずに、「悪いこと」だったという過去への思いや、それがなぜ今の痛みとつながるのかを聞いてみることにしました。

K「そのように思われるのは、どうしてなのでしょう?」

リン「自分のせいなのだろうなあと思うものですから」

K「そんなに昔のことでも、ご自分のされたことが今のあなたに影響していると思われるのですね。今まで抱いてこられた繊細な道徳感を感じます。運命や神仏など信じておられるのですか?」

リン「私はクリスチャンです」

K「これまでの神様との関係でも、人生で悪いことが起きたのは、ご自分が良くないことをしたからといった体験ばかりだったのですか?」

リン「そう言われると、そんなことはなかったですね。神様に赦されて、ここまで生きてこられたと信じています」
K「そうなのですね。そう感じられた何かを思い出しますか？」

リンは、人生で「赦された」体験談を回想しました。これまで長く生きてきて、子供たちや孫たちの成長を見届けてきたという、自分自身にも誇れる家族のための役割を確認することになり、広い視野で人生を振り返る機会に気が晴れたようでした。

リン「自分がしたことで責められていると思っていたのは、私自身なのかもしれません」
K「自分が責められる気持ちというのは誰にでもよくあるとは思うのですが、あなたがご自分を責めたくなったのは、何かを必要としてのことなのでしょうか？」
リン「こんなに身体が弱って、介護してもらうばかりの自分に腹を立てているのかもしれませんね」
K「弱ったご自分に、どんな声をかけてあげられますか？」
リン「自分なりに生きてきたのだし、弱って傷んだりする自分を責めても仕方ないわね。いたわりたくなる気持ちも湧いてきましたよ」

また、同僚の医師から、こんな話を聞きました。鎮痛剤でなかなか抑えられない痛みに苦しんでいた患者さんを、彼がスピリチュアルケア・カウンセラーの同僚と一緒に訪問した際、その患者さんが祈ってほしいと言われ、カウンセラーがその人の手を取って祈ったそうです。すると、それまで痛みに耐えながらつらそうだった患者さんの顔が安らいで、痛みが和らいでいるのに驚いたというのです。

祈りは、いつも人の期待通りに「効果」を出す万能薬ではありません。しかし、祈りを通して自分を超える存在や次元を信頼し、預けることで、心に抱えていた重荷から解かれるように身体的な痛みも和らぐことがあるようです。

❷社会的な痛み

八十二歳のカミラが「痛みがひどい」と言うので、どこの、どんな痛みで、いつから痛んで、看護師にはすでに連絡してあるのか、など聞こうとすると、「痛むのは身体ではないの」との返事。実の娘のように育ててきた親しい姪で、自分が自宅でホスピスケアを受けていることも知っているのに、この三週間、全く連絡が途絶えてしまって心配でならないのが「痛い」と言うのです。大切な関係が、ご自分の病気で失われてしまったかもしれないとの心痛でした。家族に彼女の願いを伝え、その姪にどう連絡を取れるのかを確認して、姪に対する思いを聞いて支えました。

また、八十五歳のアンが、初回訪問でベッド脇に行くや否や「私なんて、無いに等しいんです」と言うのに驚きました。「なぜそう言われるのですか？」と聞くと、「だって何もできずにこのベッドに横たわっているだけ。役立たずですから」。そう言って、ご自分がそれまで家族を養い、家族のために尽くしてきたことを話してくださいました。

彼女の文化では、家を支え家族を養うことを女性が受け継いできたため、それは誇りある役割だったのです。そのような生き方の後で寝たきりであることは、生きてきた価値や尊厳、自分らしさを失う深い自己喪失でした。

横に若者が座っておられたので、「この方は？」とお聞きしますと、「私の息子です」とのこと。「じゃあ、あなたは母親なのですね」「はい」「母親になることは簡単なことではないのですよね」「それはもう。でも今は孫たちもいて」「お孫さんたちもおられるのですね。じゃあ、あなたはお祖母《ばあ》さんでもある」「そうですよ」「あなたは母親、お祖母さん、二つも立派な称号を持っておられるのですね。尊敬しますよ」「（顔を輝かせて誇らしく）私は母、私は祖母。ありがとう」。

対話の始まりでは、自分を無価値だと気を塞いでおられたアンが、「今できないこと」ではなく、長年家族を養ってきたことが子や孫に残っていること、その「命」の価値に気づかれたのでした。

このように、痛みだけに視野を狭めている人にとっては、第三者がその人をとりまく社会的な事実を確認し、認めるだけでも、忘れていた価値に気づく機会になります。「もう無い」に「もうできている」を認めて、全体的な視野を回復するのです。ちょっとした人生の振り返りが、痛みだけに囚われていた視野が広がり、大きな気づきの機会になることがあります。

❸心理的な痛み

心理的に正常か異常か、心が健康か病気かなどと区別する判断基準も、本人の生き方や関係による価値観や、暮らしの場、家の文化、その土地や地域などの環境によって多様です。人には完璧な正常さや健康などなく、本人にしか理解し得ない体験と意味づけで、その時そのように振る舞う事情があると見るのが現実的でしょう。

そのことを踏まえた上で、過去に心理的、精神的な疾患と診断されて、薬剤を必要としてきた人なのか（必要な時だけなのか）、気持ちが圧倒されると、ある態度や行動に出る傾向のある人なのかなど、その人を長くよく知っておられる家族などから背景を伺うことが必要になります。ただ、その時にはそれぞれ、その関係によって人の見方がありますから、そのことにも客観的な距離を置いて（その人の見方だけで本人を見ることのないよう）、基本的な背景だけを知っておくようにします。

二人の患者さんから「とても気が落ち込んでいます」と同じ言葉を聞きました。「それはいつ頃から？　時々経験されてきたことなのですか、それとも何か新しい体験？」と聞くと、二人の体験が全く違うのです。

最初の方は、三十年も憂鬱《ゆううつ》症を患っておられて、いつも使っていた効果的な薬が、ホスピスケアに入所してから違うものになり、どうもこの新しい薬の効果が充分でないようだと言われました。自身の実体験から自分の状態や薬の効果をよく知っておられたのです。看護師とどのような話をしたのかを確認して、彼女に合った効果的な薬についてチームが対処することを伝え、その場で看護師に連絡。患者さんはチーム支援が行われることに安堵されていました。

新しい薬が効いていないのは、単に別の薬で解決する物理的な問題だけではありません。薬が効いていないということをどう本人が体験しているのかを、その人がそれまで生きてきた文脈で理解するようにします。薬が効いていなかったことを体験したことによっても感じ方が変わっているかもしれません。

「薬が効いていない状態をどう耐えておられたのですか」
「今までそのように耐えねばならなかったことはありましたか」
「そんな時は、どう対処されていたのですか」
「何が助けになりましたか」
「薬を飲み続けることについて、気持ちの変化などありましたか」
「薬が要らなくなる可能性は、どう思ってこられましたか」
「あなたの気分や気持ちが楽になるために、一番大切なことは何ですか」
「今まで憂鬱でないどころか薬も要らず、一番気分が良くて安らかだったことはいつでしたか」
「今そんな気持ちになれたら、どう生きたいですか」

その人が今、応用できそうな知恵を引き出すよう聞きました。

もう一人の患者さんは、同じように気が落ち込んでいるとおっしゃったのですが、「今までどんなつらいことがあっても、明るく振る舞って笑い飛ばしていたのです。こんな気持ちになるのは初めて。まるで私じゃないみたいで当惑しています。自分が誰なのかも分からない感じです」と言うのです。この人は「自身」とのつながりが切れたように体験し、その喪失感と心理的な状態を語りました。

何か漠然とした大きな気持ちに圧倒されている時ほど、自分では対応しにくいものです。扱える程度の小さな部分に気づき、それを名づけ、表現し、自分にできる側面に気づくほど自信を取り戻し、立ち位置も見えてきます。何も分からず無力感しかないような渦中で、時間をかけて新しい状況に順応してゆく活路を見つけられるよう、その旅路を支えてゆくことを伝え、励ましましょう。

あなた自身がそのような状況に陥ったら、どのような励ましを求めるでしょうか。お会いするそれぞれの方の表現や反応の仕方に心を近づけることを通して、その人の立ち位置に現れる新たな視点や理解を教えていただけることも期待しましょう。

❹霊的な痛み

「運が悪いね。こんなふうに死んでいかなきゃいけないなんて」

「やり残したことが多過ぎて、まだ死ねないのがつらい」

「私はもう死んだと同然。死ぬのを待っているだけ。私は何のために生きているのですか？」

「祈っていたのに聞いてもらえなかったようで、見捨てられた感じです」


人の本質的な価値に関わる痛みを、このような表現から聞くことがあります。

答えのない「分からなさ」に立ち往生している人の体験を、「出産」の過程のように肯定的に捉えてみるのはどうでしょう。分からなさの先に行き着くのは、新しい命の誕生です。その過程を力づけるべく、本人の居場所を静かにそのまま受け止めるあり方が、相手との関係を温め、心を和らげ、言葉も自然に出てこられるようにします。

例として次のような返し方が考えられそうです。


「『こんなふうに』とは、どんな感じなのですか」

「やり残したことの中で、これだけ終えられたらと思われる一番大切なことは何でしょう」

「そう思われる理由を、もう少し話してくださいますか。今だからこそ、あなたが生きてこられたこと、生きて話しておられることの意味が分かるかもしれません」

「あれがあったから生きてきて良かった、生きたことに意味や目的があったと思える貴重な価

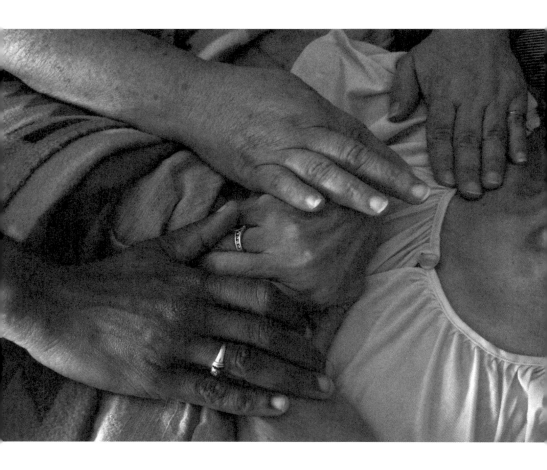

値や瞬間、美しさが思い出せますか」

「今あなたがまだ生きておられることを、ご家族はどう言われていますか」

「これはもっと良くなってほしいと思われること、これが起きてくれたらと望むことを三つ挙げるとしたら、どんなことでしょう」

「あなたがどのような状況にあっても見つけてこられた、安らぎや力づけはどういうものでしょう」

「不確かなことの多い状況で、最も確かなこと、頼れる、信頼できることは何ですか」

「人の意思を超えて起きることを、どう感じてこられたのですか」

「祈ってくださいとあなたが言われるお気持ちをもう少し知りたいのですが、今私に何を祈ってほしいと思われますか」

「あなたが祈ってこられたことを聞かせてください。何をどう祈れるかを探すうちに、あなたが生きてこられた目的が全うされるための癒しや活路が見つかるかも知れません」

人の意思や力の及ばない「大いなる」次元を感じた人の表現を、聞くこともあります。

「これも私に与えられた運なのでしょうね」

「神様がすべて決められるのですから」

こうした表現には、その声色や顔の表情も含めて、「それが心安らぐ理由」なのか、「どうしようもできないから私は諦めるだけ」といった選択肢を奪われたような無力感なのかを聞いておきましょう。

後者の場合、その理由や背景を理解するようにしてみてください。運や人の意思を超えた感じ方に気づいた出来事があったのか、死に直面してそう感じるようになったのか。その上で、死についての見方が変わったことを、肯定否定の両面で本人がどう捉えることができるのか、広い視野で一緒に考える姿勢で力づけると、本当の願いを知れることがあります。

第5章

「痛み方と信じ方の舞台裏」を察する

人の見方、考え方が形づくるもの

「良し悪しなど何もない。考えがそう決めるのだ。私にとって、それは牢獄だ」シェークスピア『ハムレット』

「世界は、あなたが感知するように存在する。あなたが何を見るかではなく、それをどう見るか。あなたが何を聞くかではなく、それをどう聞くか。あなたが何を感じるかではなく、それをどう感じるか」ルミ（詩人）

患者さんが「今の状態をどう理解しているか」に、「何を信じているか」という側面があります。信じるということは、信頼して心を寄せていること。それが、その人の心持ちや態度、表現、選択、期待や希望などに影響します。

人は誰でも起きていることを独自に解釈して意味づけをしています。例えば空の雲行きを見て、今日は降るかもしれないから傘を持ってゆこうかとか、この程度なら傘は要らないなとか、寒過ぎるとか、ちょうど良い涼しさだとか、ここは混み過ぎているから今日はやめておこうかなど、私たちの日常の気持ちや判断をいつも方向づけています。

臨床の場では、これくらいの痛みなら薬は要らないかもしれないとか、自分は人に迷惑をかけているのではないかとか、あれをしておいて良かったとか、しておくべきだったといったように。

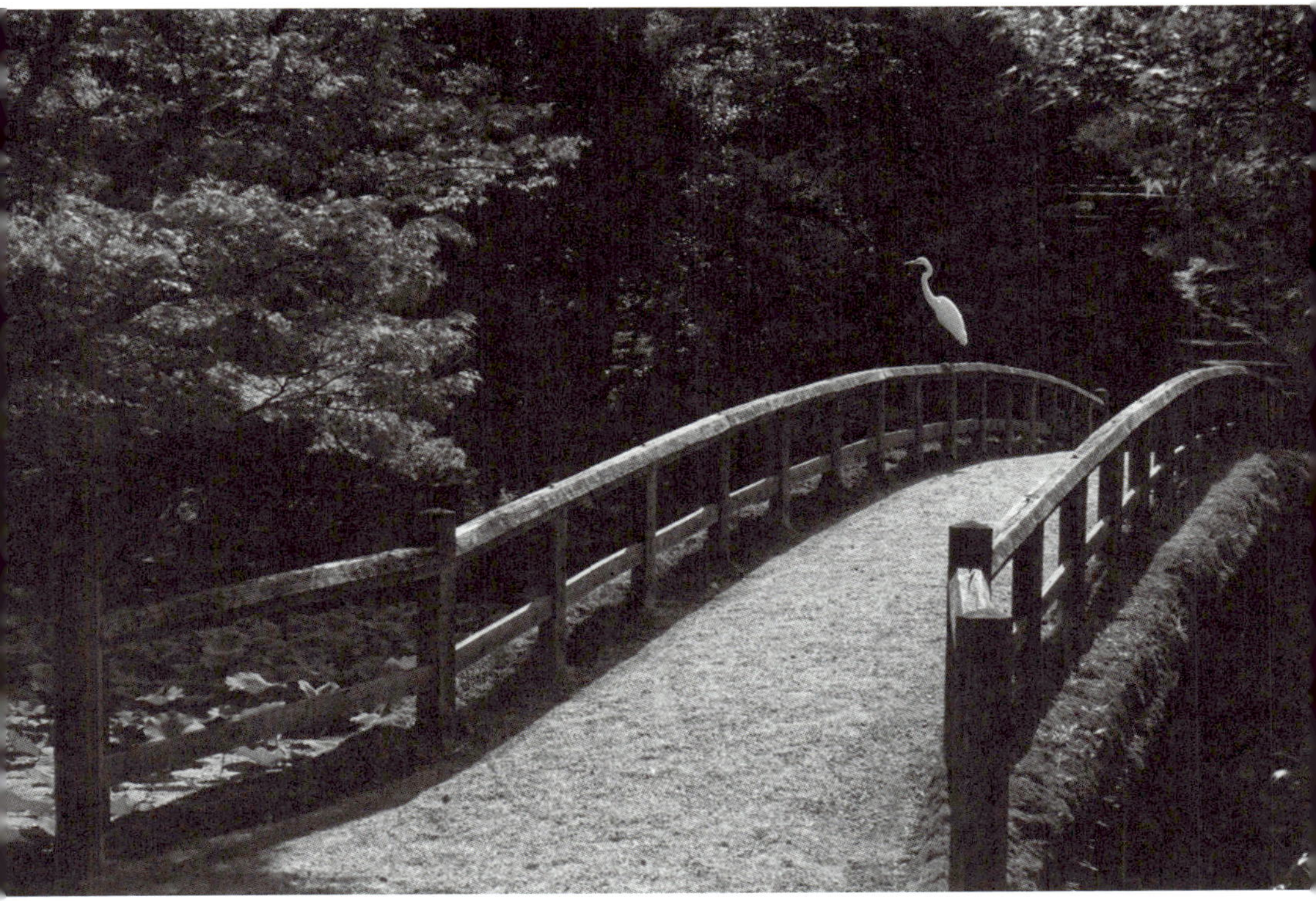

こうした意味づけこそが、その人の現実や体験、生き方の基礎になっているようです。そして、それによって私たちは、何をしたいか、何をすべきか、何ができるかなどと考えて、行動を選択しています。

その人独自の人間観、生活観、人生観、死生観、道徳倫理観、家のしきたり、その土地の民間信仰、宗教心など、多様な側面が、その人の見方や考え方、体験の仕方、そして生き方を形作っています。そのほとんどは意識することもなく生きてきた総合的な価値観です。

信仰と人の心——宗教性と人間性

「信仰」の人への影響を広範囲に見てみましょう。患者さんの生死や死後についての信じ方や気遣い方が、生きる力になっているのか、あるいは苦痛を起こしているのかを見分けてゆくことが目的です。

「信じることには、三つの源がある：理性、慣習、霊感」 パスカル（物理学者、哲学者）

「信仰とは、究極的な気遣いだ」 パウル・ティリッヒ（神学者）

「信仰とは、寺院にしがみつくことではなく、終わることのない心の巡礼だ」 アブラハム・ヨシュア・ヘシェル（哲学者）

それぞれの宗教には特殊な語彙による体系があるものの、そうして体系づけられたあらゆる宗教の根底に、前章で紹介した「人の霊性」があります。そして、あらゆる宗教には、人の生死や死後についての思想があります。

宗教的な信仰がある人には、その人の信仰や信心が、今生きていることにどう影響しているのかを理解してゆくことが、支援の在り方の大きな手がかりになります。宗教的な思想や表現に、人の死への準備や、死の瞬間までよく生きる知恵や勇気や安らぎを体験している人たちは、それらがどう生きる意味や力になっているかを話されるでしょう。

その一方、健康が失われていることを、神仏から「罰を受けている」ように感じ、自責や失意、孤立感などに心痛めている人たちの話を聞くときがあります。そのような時にも、宗教的な分類や分析を控え、特定の宗教による「色眼鏡」をかけずに、その人が「体験していること」をどう表現しているかをそのまま聞かねばなりません。宗教別の分類にこだわり過ぎると、「この話は、この宗教に特有なものだ。だから、自分には分かり得ない」として聞き逃しかねません。

また特定の宗教の教えにも、文学や哲学にも共通して表現されている普遍的な人間性の理解が読み取れる側面があるものです。信仰する宗教があったとしてもその「宗教解釈」に注意を限らず、その人の解釈や意味づけ、立ち位置の探求のお供をするようにしてみましょう。

あるユダヤ人の患者さんを初回訪問した時、最初に私にこう言いました。

「私をユダヤ人（ユダヤ教徒）と呼ばないでちょうだい。私は無神論者なのですから」

「分かりました」と私は尊重し、共通項で対話する意図を伝えるべく、「お子さんを育ててこられたあなたは、愛は信じておられるのですよね」と、最も普遍的な話題を振ってみました。すると、「もちろんですよ。我が子をとても愛しています」とのこと。それで、「その愛が、私の信じる神の名なのですよ」と気さくに持ちかけてみましたら、「それなら話せるわね」と笑顔で返されたのでした。

この方にとっての「愛」の体験をじっくりお聞きするうちに、大切にしてこられた家族や友人たちへの思い、今後の不安や希望をも話され、私との対話を、ご自分の心のありかをよりよく理解する機会にされました。

本人の表現から背景を知る

本人にとって意味を持つ支援体制とはどういうものか、何が本人にとって「生きることを力づけるもの」になっているのかを、本人の表現で聞きます。

二つの聞き方があります。広く尋ねる方法、あるいは実際の行動を聞く方法です。

「あなたにとって今、何が支えや安らぎになっていますか。どんなことに『生きてきて良かった、意味があった』と思われますか。大切にされてきたことは、どのようなことでしょう。私たちの支援に反映させてほしいと思われるような大切な価値がありましたら、尊重いたしますので教えてくださいね」

「瞑想や祈り、同じ信仰を持った人たちの集まりに安らぎや意義を見出される人たちもいるので、お聞きするのですが、あなたには何か、普段からしておられることや、通われていた集まり、支えてくださる人たちはいますか」

このように聞くと、次のような答えが返ってきます。

「個人的に選んだ信仰がある」

「祈ることは個人的に大切なこと」

「家族が代々受け継いできた伝統的な慣習を続けることに意義がある」

「祈るのはお寺や神社、教会でだけ」

「地域の行事や儀式には参加する」

「お寺や教会などに集う人たちと親しい。訪ねてくるなどして支えてくれている」

「その集まりを知ってはいるけれど親しいというほどではない」

「親しかったお坊さん（牧師さん）が引っ越しした、亡くなった」

「それまでよく行っていた場所に身体が弱って行けなくなった」

「人づきあいで傷つくことがあって、行かなくなった」

「祈りや瞑想など、それまでしていたことに興味や必要がなくなり、やめてしまった」

「集いはないが、神棚や仏壇に手を合わせるなど、個人的に守って大切にしてきたことは一人でしている」

「お経（聖書）を読むと、心が安らぐ」

「お坊さんや牧師さんの話を聞くと、忘れがちなものの見方に希望が出てくる。勇気づけられる」

「自分だけで生きているのではないとは感じ、人の意識を超えた存在や自然の力などに生かされているようにも思う」

「自分を超える存在に訴えかけたい、願いたいことはある」


本人の表現で語られることを励まします。

「医療や宗教だけを『生死の専門』としてしまうことなく、あなた自身が生きて得られた『体験的な知識の権威』を大切にしてください。あなた自身の表現で語られる物語が、周りの人たちにも貴重な知恵や勇気づけになるのです。親しんだ家の慣習や、なじみある地域の宗教家の言葉に、あなたが励ましや安らぎを見出すなら、それもあなたの貴重な価値。命の最期を豊かにする表現は、今まで親しんできた人や土地から、あるいは今日あなたが交わす誰かとの対話にも起きて、あなたを驚かせることもあるでしょう」

奇跡と癒しの多様な意味

臨床の現場で共に働く同僚たちとは日頃から、奇跡についての理解や応答の仕方を広げるのによい名言を見つけては話題にしていました。

「人生、その生き方は二つだけだ。何も奇跡ではないかのように生きるか、すべてが奇跡であるかのように生きるか」　アインシュタイン（理論物理学者）

「奇跡は自然に反するのではない。自然について私たちが知っていることに反するだけだ」

アウグスティヌス（司教）

「奇跡とは単に、私たちを日常の驚異に差し戻してくれる個性的なものの驚異だ」　モーリス・フリードマン（哲学者、作家）

「私たちが一瞬でもお互いの目を通して見ること以上に、偉大な奇跡が起こり得るだろうか」　ヘンリー・デイビッド・ソロー（詩人、博物学者）

多職種チームの週例会でのこと。ホスピスケアを受け始められたばかりのある高齢の患者さんが、ここ数日内に死にそうであるにもかかわらず、そのご家族が「奇跡」を信じて現実を否認しているので、どうしたらいいかという報告がありました。

私は、早速この患者さんを訪問しました。

戸を開けると、小さなアパートに家族の方たちがたくさんいました。患者さんのベッド脇に行ってみましたら、案の定、顔や手足の痩せ方や呼吸の様子で、死期がとても近いことは明らかでした。そこへ、介護の中心者であった娘さんが私に、「ちょっと話したいことがあるのですが」と言われ、私は導かれるままにソファーに一緒に座って話を伺いました。すると座るや否や、こう言われたのです。

「私たちは、母が死に近いことを知っているのです。でも母との別れが悲し過ぎて、誰も心の準備がまだできていなくて。奇跡が起きるように祈ることで耐えているのです。そんな時に、あなたたちが次々に来ては、『死が近いのですよ』と繰り返し叩きつけるように言われる必要はないのです。そんな訪問は必要ありません」

この言葉に、心の目が開かれ、驚きつつ、身の引き締まる思いがしました。奇跡を祈ることが、まだ別れられない悲嘆のどん底にある人たちの悲嘆の表現であり、支えでもあったのです。

家族の悲嘆をかえって助長させてしまっていたことを私は深く謝罪しながら、正直にお気持ちを伝えてくださった娘さんに感謝し、このことをチームに報告しました。この人が打ち明けてくださったことが訪問看護チームにとって、姿勢を正し、理解を深められる成長の機会になったのでした。

また、五十代の若い患者さんは、診断された不治の病をどう理解して生きてゆくか、湧き起こる複雑な気持ちと格闘しながら、「癒される奇跡」の可能性を探しておられました。

その日、終末期にあって悔やまれることの一つとしてお父様との確執について話され、ゆっくりと人生の振り返りをされていました。しかし、お父様のことを話される語り口に敵対視や苦々しい思いは感じられず、むしろ優しい思いさえ感じ、また「癒される奇跡」とその話は通じているのではないかという思いが湧いたので、こう言ってみたのです。

「あなたがお父様のことを話されるのを聞いて、あなたが言われた『癒し』が、あなたの内にもう起き始めているように感じたのですが」

彼女はとても驚いた顔をして、しばらく考え込んでいましたが、何かに気づかれたような表情になり、「私の心の内に起き始めている癒しという見方は、考えてみたこともありませんでした。時間をかけて考えてみます」。そう言うのでした。

癒しや奇跡についての見方が、身体の次元を超えた瞬間でした。

私もこの時以来、癒しや奇跡が意味することを、それぞれの人の体験から理解するようになりました。患者さんやご家族が話される心の表現に心を「調律」させながら、恐れず、好奇心をもって聞いてゆくようにします。

黒人教会で語り継がれてきた表現

ハーレムなど、ニューヨーク市に何百とある黒人教会では、人が困難に直面する時にそれを肯定的に克服する力強い信仰理解が豊かです。米国の人種差別の歴史を通して、多くの苦難を信仰によって克服した聖書物語の人物たちが彼らの実体験に重なり、キング牧師に代表される平等な人権のための公民権運動や、貧しい人たちのための運動で培われた信仰表現です。

黒人の患者さんたちや家族が励まし合う時によく言っていた言葉に、こんな表現がありました。

「私は、踏みつけられて油を出すオリーブの実。味のしっかりしたオリーブ油が、私の体験から出てきますよ。困難には、それに見合った勇気と知恵が出てきますから。私はそのオリーブ油を無駄にしないように、よく注意して見ています」

「私は、製作過程のダイヤモンド。地中の圧力が充分でなければ、ただの炭」

「私は、神様に練られ続ける作品。私が生きている間は、製作過程。まだ完成していないのです。神様に毎日教えられながら、与えられる材料とお導きとで、作品作りに励むのですよ」

「私の神様は、台風の目。台風の真ん中で私は安んじています」

「神様は、私をここまで連れてきてくださったのを、途中でやめはしないのですよ。最後まで私に連れ添ってくださいます。それに、私をどこに導いてゆくのかを知っている方ですから、安心しているのです。もう行く先に私の場所を準備してくださっていますから」

畏怖の念を抱く時

日本語には「霊」に限らず、「心」「息」「気」「勘」「肝」「魂」など、霊性を表現する言葉がたくさんあります。健康や病についても「気の持ちよう」「病は気から」などの表現があります。「心をこめる」「気にする」「気をつける」「気にかける」「気を配る」「気づかう」などは、能動的で意図的な行為を表現する一方、「心がこもる」「息が合う」「気が合う」「気になる」「気がつく」「気にかかる」「気が晴れる」などでは、心や息や気が人に働きかけてくるのを、空模様や天気のように感知するような感覚です。日頃意識せずに使われている「元気」という言葉は、神道で「元の気にあること」を意味し、元気でないことを「気枯れ」と呼ぶそうです。気が潤って、元の気にある状態が、「自分らしさ」ということなのかもしれません。

聖書にある表現、「罪を悔い改める」の原語には「的を外している状態から方向を翻す、（家に）帰る」という意味があります。死への直面を、それまで慣れ親しんだ「家」から強制移送された「遠い所」や「荒野」と感じる時や、それまで生きてきた人生に「荒野」の側面が見え、命の的である帰りたい「家」や「元気」が見つかる時があるでしょう。

霊性のケアは、魂の乱れを鎮めて家に帰す「鎮魂ケア」と呼べるような次元も含みそうです。

日本人は、意思選択を超えた「気の動き」との関係を、空模様を読むように繊細に感じて表現してきました。心や魂が「揺れる、震える」といった、心の奥底の深みを表現する言葉もあります。その心から表れてくる言葉に「言霊」を感じるのです。そして、自分の意志や力を超える次元を「超越」「神秘」「不可思議」「運命」「縁」「因果」「業」「慈悲」「神意」などの言葉で表現してきました。どのようなことに私たちは言葉を失い、息を飲み、畏怖の念を覚えるのでしょう。

命が脅かされる体験をして、当たり前のものと思っていた自分の力の脆さや限界を知り、苦しい時の神頼みのように、人知を超えた力や存在に「祈りすがるような思い」になった時。予期せず危機が好転し、「命拾い」するような体験に、何らかの全うされるべき目的をもって生かされているように思えた瞬間。それまで誰にも言えなかったことを、ある日、あるきっかけで、心の奥底に隠されていた思いを受け止めてくれる聞き手に、告白するように話せた時。

「もう希望はない」と思っていたのに、それとは違った場所に別の見方が開けて、目が開かれるように新たな希望を見出した時。自由に手を動かせなくなった人が、その手を取ると握り返すことがまだできる時。手を握っている時が貴重な儀式のようで、話してくれる言葉一つひとつが、最も貴重な宝石を託されているかのように感じられる瞬間。

人の痛みや苦しみを目の当たりにした時、自分を全く意識することなく、突き動かされるように心を注いで寄り添い、言葉をかけ、なんとか力になろうとする時。亡くなったその人についての話が、その人の存在を彷彿とさせ、もう亡くなってしまった人のある日ある時の姿や言葉が、何年経っても力強く今の自分を力づける時。

皆さんも、ご自身の経験で畏怖の念を抱かされた時を思い出して、書き足してみてください。知り尽くせない「人」の可能性や、神秘なまでの深みを目撃する時、看護や介護を提供する人たちも、「人」として患者さんや家族と一緒に、彼らにとって貴重な瞬間を祝うよう招かれるのです。

心のクレーター

人は、物語の集合体のようです。遠くからは見えていない月のクレーターのように、心に残る強烈な驚きや衝撃、深い傷もあれば、傷の癒える水が湧き出す泉のようなところもあるでしょう。揺れたり、破れたり、痛んだり、驚いたり、感動したりしたことで、心には様々な波長の瞬間が無数に残っています。それらが今の自分の心にいつも共鳴して、今の体験の意味づけに影響します。

精神的外傷（トラウマ）を理解することも、痛みの緩和には大切な過程です。今起きていることに、幼少期に受けた傷の痛みが触発され、増強していることもあります。人生の歴史で負ってきたそれぞれの痛みには「意味の幅」があり、今痛むことの文脈にもつながっています。このことを心に留めながら、安心して本人が話せる機会と場所をつくってゆきましょう。

初対面の患者さんには、「宇宙は物語でできている、なんて書いた詩人がいましたよ。あなたも物語でできているのですよね」などと持ちかけると、「それはもう、たくさんの物語を生きてきましたよ」という返事があって、話し始めやすくなるようでした。

「宇宙は物語でできている、原子ではない」 ミュリエル・ルカイザー（詩人）

人が怒る理由

ある患者さんを初回訪問した時のこと。アパートの戸を開けた息子さんが、戸口でいきなり私に怒鳴り出しました。

「君の事業所は何の助けにもならないのに、何しに来たんだ!」

私は彼に怒りを真っ向からぶつけられて面食らってしまいましたが、意図的に冷静な口調で、「あなたが今、どのようなことに直面されているのか、あなたの話を聞きに来たのです。対応が困難なこともあるでしょうから」。そう持ちかけてみました。

すると彼は、私が話をしに来たのではなく「聞きに来た」と言うことに少し心開くように、中に入るように言いました。

入ると、あまり広くない居間の向こうの窓際に、病院ベッドで寝ている高齢の患者さんが見えました。彼のお母様でした。そのベッドの手前に、なぜかもう一つの病院ベッドが所狭しと、場所を取っていました。

ソファーに座るように言う彼の声は、まだ怒っていました。言われるままに私が座ると、彼は立ったまま座らないのです。即座に私自身の身体に不安が広がるのに気づき、私は自分自身を落ち着かせねばなりませんでした。臨床訓練で教えられた、不安がらずに聞くことの集中特訓のようでした。何を言われても聞く覚悟で腰を据えて、彼の説明を聞くことにしました。

彼の言い分はこうでした。最初に届けられた、頭や両足の高さを調整できる病院ベッドが故障していて、それを交換するのに、運送会社が壊れたほうを持っていかなかったそうなのです。「見て分かるだろう！　この部屋は広くないんだ。いつこのベッドを持って行ってくれるんだ」

その時、運送会社のせいで思い通りにならない生活を強いられていることへの彼の怒り方に、母親が亡くなろうとしているのに何もできない彼の無力感が感じられる思いがしたのでした。

彼の言い分を理解しようとして聞いていると、時間が経つほどに彼の口調も和らいできました。そこへ彼の奥さんが現れ、「お母さんの前で叫ぶもんじゃないでしょう。バルコニーに出ましょう」と誘われました。

その時にはすっかり落ち着いていた彼が、それまでの体験や、今後の医療選択についての気がかりや願いを話してくれました。また、奥さんの気持ちも聞ける有意義な対話になりました。

最初の彼の激しい怒りが収まるのに時間がかかったのは、それほど、溜まっていた気持ちがあったからでした。

死にゆくことに充分折り合いがついていない時ほど、本人も家族も強いられた現実に無防備で、立ち位置を失い、やるせなさや無力感も感じることでしょう。わずかに残った「自分でできる」ことを守ろうとして、外部からの強制には激しく反応しやすくなります。激しい感情の表出は、自由や尊厳を失う恐れに対し、自分の思うようにできる力を実感できる「場所」でもあるのでしょう。やるせなさや抵抗する叫びのすべてが無視されず、認められることを求めて噴出し、「私は無力ではない!」と叫んでいるようなのです。

その人が力を奪われていると感じている原因に注意しましょう。患者さんや家族が怒っている時、「私が怒られている」と自分を中心にして見るのではなく、「怒っている人に何が起きているのか」に注目しましょう。前の日に何か頭にくることがあったのかもしれませんし、しばらく溜まっていた怒りが苦痛になって、出てくる機会を待っていたところにあなたが現れたのかもしれません。あなたに気兼ねなく怒れたのであれば、正直になれる安全感をあなたに感じたとも受け取れます。あなたがいたおかげで、本人が気の収まるまで「怒ることができて」気が楽になったのなら、痛みの緩和という役割をその訪問で果たせたとも言えそうです。

安全のための線引き

解決されず溜まっていた怒りが暴力的なほどにまでなる時には、訪問する医療者や介護者も、虐待や危害をこうむらないよう線を引かねばならないこともあります。我慢の美徳は通用しません。多くの暴力行為は、解決されず鬱積《うっせき》していた悲嘆の複雑化であり、悲しみが怒りに転じたものであることが心理学的に知られています。

私の職場でもスタッフの安全を守るために、訪問看護で身の危険を感じる時には訪問せずにチームのマネージャーに報告して、二人による訪問を適切な時に予定し直すなどして対処していました。訪問中に危険を感じる時には、限界を明確にしなければなりません。

「今、あなたとお話しする適切な時間ではないようですので、退席させていただきます。良い時間を選びましょう。今日お聞きしたことは、今後の支援に反映させますが、私たちの安全に関わると支援を続けることができなくなりますので、ご了解ください」

孤立から人を解く世界の苦痛

八十一歳のエミリーは、癌の進行に加えて持病も悪化し、寝たきりで動けなくなっていました。活発に生きた彼女にとって、ホスピスの緩和ケアをもってしても和らぐことのない痛みが、相当な苦痛となっていたようなのです。

訪問に行くたびにエミリーは、私たちのホスピスケアが「何の助けにもなっていない」と、激しい怒りをぶつけました。私は、言葉の通用しない深い苦痛に試されていることを実感しながら、しかし、この怒りが解けるきっかけがどう現れるのかが分からないまま、叱られに行くような訪問を続けていました。不思議なことに、激しい怒りをぶつけながらも、私の訪問を拒否するでもなく、訪問を終えて帰る時には「来てくれてありがとう」と言われるのでした。また、旦那さんが付きっきりで忍耐深い温かな介護をされていたのが、彼女にとって唯一の励みでした。

そのうち、好んで毎日見ていたテレビの番組や映画が、戦争に関するものばかりであるのに気づき、エミリーの内的な苦闘を映しているように思いました。

ある日、エミリーの寝室に入ると、まるで別人のような安らいだ表情で、優しい感謝の言葉をかけてくれるのに私は驚きました。いつものようにベッド脇の椅子に腰掛けて話を聞くと、「これまで自分の多くの苦痛に怒りもやまなかったのだけど、ニュースでシリアやアフリカの子供たちの惨状を見て心痛んで、この小さな子供たちの苦しみに比べて、自分の苦しみの見方が変わったわ」と言ったのです。

介護してくれている旦那さんの深い献身的な愛情、長年住み慣れた心地よいアパートなど、戦地の子供たちが持てない環境を長く自分が享受してきたことを、変わらない苦痛を持ちながらも感謝されていたのでした。戦地の悲惨な様子が、遠く離れたこの街のこのアパートで、これほどの苦痛を耐えながら生きているエミリーの苦痛を絶対的なものでなくしたことに、癒しを求める人類の世界的な連帯を目撃したような思いでした。

第6章

「対話する人の健やかさ」を保つ

道徳的疲れ「最善を尽くせていない」

自分を支えに来てくれる人が健康そうで、急かすこともなく、話しやすく、頼れる感じがある時、どれほど力づけられることでしょう。逆に、見るからに疲れていて余裕もない人に扱われるとき、どんな気持ちがするでしょうか。

この章では、医療者や介護者の健康を、どう最善に近い状態に保てるのかを丁寧に考えてみたいと思います。医療介護提供者が抱きがちな「心の疲れ」は、どこからくるのでしょう。

まず、物理的な職場環境がストレスの原因になることがあります。例えば、余裕を失うほどの「仕事の多さ」です。要求される仕事の量や内容が、与えられた時間内に余裕を持って終えられない、あるいはスタッフが足りず一人に課される仕事が多過ぎて、余裕をもって患者さんや家族と接することができない場合があります。「最善を尽くせていない」という道徳的な疲れが、さらに心身の疲れを起こしてしまいます。

私の元職場でも、「患者さんやその家族は、最善の援助を受けるに値する。彼らのためにも、まず私たちが健康でなければならない。そのために必要な休みは積極的に取る」として、自身の健康に責任を持つ共通理解と連帯感がありました。上司も同僚も、健全に仕事を続けるために休むよう励ましていました。仕事に真剣であるからこそ、休むことにも真剣になれる、休むことが仕事の欠如ではなく、職務能力の向上を目的とする視点で有給休暇も理解されるのです。コロナ禍でも多くの医療従事者は葛藤しました。しかし、終末期の支援に携わる私たちに起きがちな心の疲れについても、よく理解しておきましょう。

誘惑と衝動

終末期医療では、生きる時間が限られている人を相手にします。人の生死を預かるような責任感や思い入れが生じて、感情が最大限に触発され、増強されるのも自然に起きることです。そうした場で起きる感情は私たちの意識や意図を超えて湧き上がるものですから、それ自体は悪いことでも、能力が足りないことでもありません。

ただし、医療介護に従事する人は、自らのストレスや疲れ、触発される感情などに気づいて、緩和するための意識的な工夫が必要です。医療者や介護者も、繊細な「緩和ケア」が必要なのです。

私たちが陥りがちな「誘惑と衝動」の背景を理解してみましょう。

「必要とされたい」

人生の最期で支えを必要とする人たちに出会うと、自然と「必要とされたい、役に立ちたい、愛されたい、喜ばれたい、感謝されたい」といった、人が最も根源的に必要とする側面が触発されます。それは充実感や生き甲斐にもなりますから、悪いことではないのですが、その思いが、患者さんの気持ちや求めを素通りして先走りしないように、客観的に意識している必要があります。

必要とされたい、役に立ちたいという思いの底にも目を向けてみましょう。私たちは幼児期から、「人の役に立ちなさい、人に迷惑をかけないように、大人になりなさい」と言われ、親や保護者、教師らから教えられ、育てられてきました。親や学校、社会に期待され、人の役に立つ、立派な大人になるよう社会的な機能や役割の優秀さによる評価が優先されてきたことでしょう。

この思いの根底には、「親が去ってしまうかもしれない。自分を守ってくれる人がいなくなるかもしれない」といった、幼児期に抱く最も深い恐怖に重なる、仲間外れにされる恐怖がありそうです。私たちの心の奥底の脆くて触発されやすい部分、これに気づいていないときに、患者さんやその家族に「拒否されること」を恐れて、「拒否されまい」とする過剰反応に走ることがあります。

以前の職場で仕事を始めたばかりの頃、私は利用者さんたちとの信頼関係を深めようとして彼らを求め過ぎていることがありました。それに気づいた上司がある日、こう提案してくれたのです。「自分から求めに行こうとせずに、あなたが重心を据えていることで彼らが自然にあなたに惹かれるようにしてみたら」

不安がって重心を失っていた私への、目の覚めるような助言でした。

「光は、圧力をかけることなく重量もない。だが、光のおかげで植物や木々は、重力にもかかわらず空に向かって伸びる」 シモーヌ・ヴェイユ(哲学者)

人が自らの内に持つ「光」を自然に輝かせることが人を育てるという、この言葉にも励まされました。あなたの内にある「光」とは、どのような性質でしょう。それを自分自身に認めて、そこに重心を置いてみましょう。自然に成長する力は、誰もが持っているのです。

「直したい」「正したい」

壊れた物を直すように、問題の「解決」を誰にも先んじて見つけたい、直したいとの衝動にも、まだ私たちが親や学校教育で誉められた役割を自動的に続けている側面があるようです。私にも長男として期待された「直し役」がいつまでも残っているのに、時々笑ってしまいます。

そうして問題解決の視点に囚われると「見逃してしまうこと」があります。例えば、「あと五分でいいから私の話をさえぎらずに聞いてほしい」とか、「あなたの手をそっと私の手に置いてくれたら嬉しい」といった、その人の心がその時に求めている、とても大切なことがよくあるのです。

「問題を見つけ解決できる自分の能力」を常に証明しなければならなくなると、自分を証明する機会を求めて、故意に「解決する問題」を作ってしまうことさえ起きます。そうなると自分の存在意義が問題自体に依存して、問題がない状態が不安になり、喜べなくもなるのです。

患者さんやその家族に「問題解決」を求められる場面では、臨床者として情報を提供し、教育する役割がある一方で、「解決に至る」ために必要な過程や、その解決とは別に必要としていることを本人が有意義に体験できるように、本人の主体性を尊重しなければなりません。正しさを強いたり、直せる力を競ったりすることで、人を傷つけてしまうこともあるでしょう。正しい解決とは別に、何が「味わい深い」「美しい」人間的に必要とされる体験になるか、そのために、答えよりも本人の心が開花できるように引き出す問いかけが大きな意味を持って求められるのです。

親しさの文脈

「まるで家族のように」

その人の痛みや危機に深く関わることによって感謝され、まるで家族や親友のように親しく感じられることがあります。

自分自身が、実の家族や友人たちから充分感謝されていないといった孤独感があるほど、親しさを求めて深い思い入れが起こるのも自然なこと。患者さんやその家族を、実の家族か親友のように感じたい心理が起こります。

「私が一番大変なときに、私の家族や友人たちも居てくれないのに、こうして付き添ってくださっているあなたは、私の本当の親友、家族です」

このように患者さんや家族から声をかけられると誰でも嬉しいものです。どう答えるのが適切なのでしょうか。

最初の期待値がまず重要です。初回訪問で患者と家族にケアプランの目標を伝える時に、「私」

にではなく「私たちのチーム、サービス」に何が期待できるかを、このように伝えていました。「ありがとうございます。私が担当させていただいている範囲で、同僚たちと共に最善を尽くしてゆきますので、どうぞよろしくお願いします」

また、ある患者さんのことばかり考えてしまう時に何が起きているのでしょう。昔大切だった人や、心に慕う亡くなった人への思い、充分尽くしてあげられなかったとまだ自分が責められている思いをその人に重ねて、できなかったことを懺悔するようにやり直そうとする心理もはたらきます。

自分が親しい家族に理解されなかったといった過去の傷がある場合にも、自分がされなかったことを他者にしようとして、「患者さんを一番よく知っている代理人」になったような錯覚に陥ることさえあります。

このような思いに気づいていない時、その人が必要としていない、不適切な範囲にまで介入したい衝動に駆られることがあります。他の人たちの介入を許さないほどまでに責任を独占して一人走りすることで患者さんや利用者さんを圧倒したり、彼らの私的な人間関係を複雑にしたり傷つけたりすることも起きかねません。

今対話をしている患者さんが、あなたの過去の「あの人」とは違う人であることを意図して分けて、その患者さん独自の必要性を本人から理解してゆかねばなりません。

互いをよく知る小さな町や村に住む人たち同士でない限り、患者さんやその家族とは、終末期の医療ケアや介護が必要になってから始まった関係です。私たちは、この人たちの人生の最期の部分に、ほんの短い間、現れただけなのだという文脈を忘れてはなりません。

そのため、「心身の痛みや苦しみの緩和」と「生きる質の向上を目指す」文脈を思い出しながら、患者さんが気兼ねなく思いや気持ちを表現することによく耳を傾け、本人が力づけられ、有意義な体験ができるように、何ができるかの探求を続けましょう。

「この人を救いたい」

同様に、「この患者さんを救えるのは私だけ」といった、その人についての知識や責任を独占するほどの思い入れが生じると、他の同僚たちから患者さんを守ろうとするような衝動さえ起きることがあります。「私があなたを救います」という気持ちが一人歩きすると、「救わせてほしい」と要求するようになってしまいます。それが、患者さんを圧倒してしまったり、患者さんの求めていることとは違ったことを「これが助けになるから」と一方的に押し付けることで疎外感を感じさせたりすることもあります。『When Helping You Is Hurting Me : Escaping the Messiah Trap（「あなたを助けている」が、「私を傷つけている」時）』という本では、このような心理を「救世主コンプレックス」と呼んでいました。[*12]

医療者や介護者自身が孤立感を抱えている時ほど、「力になれていない」「できることができていない」と、自分の力の足りなさばかりが気になり、それを補おうとして「なんとかしよう」とし過ぎることがあります。

自分自身の力や価値を証明し続けなければならないような衝動に囚われると、「助けを与えることができる、問題を解決できる」機会を求めて、本人抜きに自分の推察と判断だけで先走ってしまいがちにもなります。患者さんやその家族を「力」で従わせ、こちらの言い分や目標に従わない人を「難しい患者」として、自分の思い込みで判断してしまうことさえ起こります。

患者さんや家族の話、求めをよく聞いて、適切な支援の在り方や、職場で定められた職務責任の共有と分担を、同僚たちと話し合っていかねばなりません。そうすることで、患者さんに「必要とされない」時にも、それを即座に自己評価とせず、個々に特殊な患者さんから必要とされていることを、誰がどう効果的に満たすことができるのかに集中できるでしょう。むしろ、同僚たちと柔軟に支援体制をつくる機会になるでしょう。人と比較して力や優秀さを証明せねばならない強迫観念から自由であるほど、人とつながれるようです。

「関係を終えられない」

また、患者さんの死によって、遺族は大切な人を失う悲嘆のみならず、それまで家族が受けていた支援者たちとの関係を失う悲嘆が重なります。信頼関係を築いて親しくなるほど、遺族を悲しませてしまう葛藤があります。悲しませないために関係を続けたい誘惑も起こりますが、関わる遺族の人たちを増やしてゆくと、そのすべての関係に健やかな責任が取れなくなります。関わりを続けることができるかのように最初に期待させると、後で思いがけず期待に応えられずに傷つけたり、失望させることも起きてしまいます。

短い間の出会いで、背景をほとんど知らない患者さんやその家族です。しかも困難な状況にあって、支援を必要としている、立場の弱い人たちです。そうしたときにふと出会うことになった「私」に何が求められ、どこまで責任が持てるのでしょう。

親しさの誘惑が医療介護支援の目標を外れることのないよう、日頃からこうした心理や誘惑について、私の職場でも話し合っていました。患者さんの死後、関係を曖昧に続けてしまいがちになる理由には、私たち医療介護提供者側が別れを惜しむ悲嘆との折り合いがついていないこともあります。

どのような人間関係にも言えることですが、始まりと終わりが大切です。彼らを依存者扱いせず、家族扱いもせず、その人自身として敬意を持って接し、そのことを言葉にするほどに「私を私として扱ってくれる」と力づけられたようでした。それは、その人の人生で自分を大きくし過ぎないという意味でもありました。遺族の方たちがどれほど自分に感謝し、関係が終わることを悲しまれ、続けて関わりたいことを求められたとしても、自分なしに、その人はしっかり生きてゆける、そう信頼する謙虚さを私は学ばされました。

「その人」が孤立することのないよう、社会資源や支援体制を前もって家族と確認して、死別悲嘆を専門とするカウンセラーに、家族の悲嘆の様子や必要性を告げてバトンタッチをしていました。

「今後は、私たちのチームの死別悲嘆カウンセラーの○○（名前）が、あなたの支えになります。これまであなたにお仕えさせていただけたことは光栄でした。□□さん（亡くなった人の名前）に接して、教えられたこと、見せていただいたこと（具体例をお伝えする）は、私の成長にとっても貴重なことでした。今後も□□さんが遺してくださったことを心に留めて生きてゆきます」

自己の最善を引き出す

「セルフケア」という言葉がよく聞かれるようになりました。医療者自身の健康が守られないと、健全な医療行為や決断を持続できないどころか、患者さんやその家族にも悪影響を及ぼすことが明らかになってきているのでしょう。

「こうあるべきだ」と道徳倫理的に信じていることに反して、してしまった、できなかったことで自分が深く責められる罪の意識から起きる苦悩や内的な負傷があります。道徳的疲弊という言葉がよく聞かれるようになりました。米国では、道徳的苦悩 moral distress、道徳的損傷 moral injury、また、退役軍人たちのトラウマを、病理的な診断以上のこととして表現する意図で、魂の損傷 soul injury という言葉も使われています。私たち自身の道徳観や責任、期待値の範囲が人間的に健やかであるかを、個人と職場で判断しておく必要があります。

ニューヨークには、人として疲れやすくもある内面を、身体の健康と同様に理解する文化があります。お腹の調子を最善にするために乳酸菌を試し、体調を整えるために適度な運動や瞑想などをする健康法と同じように、心理療法士や精神分析家に話を聞いてもらうカウンセリングを、健康法として積極的に利用する人が多いのです。何か自分らしくない行動に出てしまったり、苛立ち気味になったり気分が落ち込んでいる時などに、気持ちを整理し、不安や悩みに向き合い、体験していることから学びながら、健やかさを最善に保つためです。

私たちは、自分の直面している状況や関係を「頭」で判断しがちです。忙しい頭は、考えたくない気持ちや面倒臭いことには注意を向けず、習慣的に物事を判断します。社会や組織で「こういうことになっているから」という現状に従った発想もあります。自分のことを後回しにして「考えていない」のです。

しっくりこないことで無理がかかっていたり、無意識に溜め込んでいたり、それが自身の「健康」に影響していることもよくあります。健やかさに違和感を持つ時など、自分の関わる人たちの健康にも影響することを視野に入れて、自分がどのように健やかになれるかを、内的な環境整備としても考えられそうです。最善だった時のことを思い出せますか。今何が必要なのかが見えるでしょうか。

向上心と自己卑下

人としてどうあるべきか、理想像が論じられるのをよく耳にします。「こうありたい」と思うことで向上心が高められ、その心の喜びが努力につながるものであれば、生き甲斐にもなるでしょう。

一方で、「こういう人間になりなさい（理想を目指しなさい）」と言われてきたことが、人と比べ、「至らなさ」ばかりを自分で証明するような習慣をつくりもします。自己を卑下する癖がついていないでしょうか。人は、人としての価値を認められるために、期待に応えよう、良く評価されようとして完璧を目指す側面があります。

また、「お前は充分ではない」などと過去の誰かに傷つけられたことが諦められずに、まだその人と闘っているのかもしれません。それが、親など自分を守ってくれる人の否定的な言葉であるほど、力を持ち続けるのでしょう。それを同僚や患者さんに重ねて、認めてくれるべきだと「闘って」しまうと、どこまでも得られない「もがき」に人を巻き込むことにもなります。どこか自分の心の内で「闘っている部分」に気づけたら、もう闘わなくてもいいのだよと、その時、生き延びるために闘った自分が果たせたことを認める練習をしましょう。

否定的な言葉を向けてきた人に力を預けてしまわず、不健康な状態に「感染」したままにならず、「よく生きること」が、あなたのために心尽くしてくれた人たちや、あなたの命自体への敬意と責任でもあります。自分が健やかになれるための手段や支えを、自主的に求めてみてください。

誰かに証明する必要のない、あなた独自の特性や可能性は、信頼を注ぐほどに力強く現れてくるのですから。

冬の間、地方の山で子供たちにスキーを教えている友人がこんな話をしてくれました。「下を見ないで」と言わず「上を見て」と教え、「木にぶつからないで」とは言わず「木の横へ行って」と教えているとのこと。否定形で教えると「してはならない」ことに固まる人間の心理があり、「しないで」と言う代わりに「こうしてみたら」と言う方が効果的だそうなのです。

友人が私を山道へ案内してくれた時のこと。彼は私以上に私の限界を知っているように黙々と先をゆき、「もうだめだ」と思い込んでいた私の可能性を引き出すようなペースで歩いてくれました。自分の可能性を低く見積もっていたことが、自分で定めた限界だったこと、自分で気づいていない可能性が、信頼されることで引き出されることに驚かされた体験でした。

互いを信頼し、最善を引き出し合うような同僚関係もまた、チーム医療には欠かせないでしょう。

自分を卑下する暗示を手放す

「私はこういう人間です」という言葉には、暗示力があります。自分が信じる役割を果たし、現実にして、それを生きてしまうような側面が人にはあります。人が自分を卑下する表現は、せっかくそれまで育ってきた可憐な美しい花を踏みつぶすような裁きの声です。どれほど自分がひどいかを人と競うような、自分をひどく見せる習慣には、人としての良さが伸びるのを許さない、殺しかねない「毒」があります。

「みんな、そこそこで甘んじておれ」と、一度っきりの人生で与えられている可能性に妥協するのでしょうか。誰かのある日の決めつけを生きてしまっていないでしょうか。

「そうはいっても変われない」でしょうか。「どうせ」「仕方ない」といった冷笑主義が加わると、現状や、将来の可能性を全面的に否定するような不健康な心理状態が助長されます。「無力感」や「傷」は、内的な苦痛や疾患さえ起こします。自分自身を傷つける痛みに耐えかねると、それを他者にぶつける衝動が起きてしまいます。他者への感情的な攻撃で、存在感や優位を確かめねばならなくなる「脆さ」もあります。

自分に対しても、人としての全体像を一義的に決めつけるのをやめて、「私にはこのような側面もある」と言い換える習慣をつけてみましょう。そして、その叫びに真摯に耳を傾けて、旧友の癒しを求めるような気持ちで包んでみましょう。痛みの叫びは、癒しを必要としている場所を知らせる遭難信号のようなものでもあるのです。

問題部分ばかりに注意を向けて、個々の良さを認めない「減点教育」が、失敗や失格への恐怖心を植え付けたようにも思います。完璧でないこと、充分でないことが許されないのです。至らない自分を責める発想や、自身の過小評価に固執する囚われから身を解いてみましょう。体験したことから学んだ知恵や、自分らしく感じ、考えられる独創性を、工夫して応用する習慣を楽しんでみましょう。自分なりにできることや、できたことをしっかり認めて、あらゆる体験を積極的に向上と成長の機会にしてゆきましょう。

どんなに優秀に見える人でも、その人はあなたが「りんご」であることとは違って「みかん」なのです。全体としての価値は比べられません。「あの人」とは全く違う人生を歩んでいるあなたには、「あの人」にはない、あなたの人生体験で得られた知恵があります。人と比較した自己評価をやめて、まだ見ぬ可能性を最大限活かしてゆくことが、人としての特権であり楽しみではないでしょうか。

行為と人間の評価を分ける

行為の良し悪しや出来不出来の見かけだけを人の価値評価にしてしまうことも、心身の健康を害し、燃え尽き症候群や道徳的な疲弊を起こしかねません。行為を人の価値と分けてみましょう。

患者さんの重荷を軽くしようと思う動機は必要なのですが、非現実的な範囲にまで責任を自分に課すことは、「自分を大きくし過ぎている」とも言えます。すべてに責任を取ろうとするほど誇大にしてしまうと、患者さんが自分の選択や生き方に持つ責任や主体性、自己判断力、責任ある人間としての尊厳を奪うことにもなりかねません。

「患者さんや家族に教わりながら、同僚たちと協力して、私にできることは、ほんの一部。必要とされている大切な部分に最善を尽くそう」という視点はどうでしょうか。

また、患者さんやその家族が自分の訪問や支援に不快感や不満を表す時に、その理由を私たちは知ろうとします。失態や見逃したことなどがあれば修正し、より良い支援を届けようとするからです。しかし、これにも限界があります。こちらの出来不出来ではなく、彼らにも話すことのない人間的な理由があるのです。

対人関係が滞っていて、理由は分からないけれど自分の支援が効果的でなかったり、何か不健康な緊張などが続いたりする場合には、状況や適切な対応をチームや上司と話し合って、他の同僚に担当を変わってもらうなどしましょう。この際も、「自分が力不足だったから」では必ずしもなくて、「対人的に合わない何らかの力が働いている」ため、「自ら身を引くことによって、彼らを支援する（より良い対人関係が別の人によって提供されるように）」という理解と姿勢です。

失意や誤解、後悔などから何を学び、今後に活かせる知恵や生き方の指標にしてゆけるのか、これは私たち人間の一生の課題であるようです。今のあなたは、あの時の自分にどう話しかけますか？

「つぼみの中に身を固くし続けることが、花開くための危険よりも痛む日が来た」　エリザベス・アッペル（小説家）

一度きりの命の開花は、地中での温もりから外へ出る勇気を体験した人の共感によってこそ励まされ、力づけられます。あなた自身の物語が書き換えられてゆくのを必要とする人たちが待っているかもしれません。死に向き合い人生を振り返る人の話も、あなたの開花への期待なのだという視点で聞いてみてください。

あなた自身に優しさを

終末期ケアは人の生死を巡って喪失や痛みのあふれる現場であり、「人の命を預かる」ほどの責任を負わねばならないと自分を追い込みがちにもなります。人の最期に関わることを、人としての自分自身の生き方や成長に落とし込む作業も、並大抵のことではありません。

支援や介護に心尽くしている自分を常に責めてしまうほど、期待値を上げ過ぎませんように。まず自分自身の対人空間を包み、あるがままのあなた自身への気配りを大切にしてください。

終末期ケアにおいては、自他ともに「優しさ」が鍵です。リラックスしたあなたの存在に、患者さんやその家族も不安や恐怖心が和らぎ、直面している困難な状況に、より良く対処してゆく勇気やゆとりが引き出されます。

同僚がある日、仕事を終えて帰宅すると毎日していることを話してくれました。シャワーを浴びて、身体にかかっている光に輝く水に、その日溜まった緊張を洗い流すのだそうです。さっぱりと洗い流した後には、安らかな気持ちで、ろうそくを灯し、静かな音楽を聴くなど、就寝前にその日を心静かに閉じる儀式のような時間を持つのがとても良いと教えてくれました。

寄り道

物語を語る知恵者として知られる高齢のユダヤ人緩和ケア医、レイチェル・ナオミ・リーメンが、次のような意識練習を医師たちに教えています。[*13]

毎晩、寝る前に、短くても静かに心落ち着ける時を持ちます。その日の体験を朝から夜まで振り返り、次の問いかけに答えて思い出せることをノートに書き出すのです。

今日、体験したことで、驚いたこと。今日、何が自分の心に触れたか。今日、何に霊感を受けたか(「なるほど!」と大切なことに「ひらめいた」ことです)。

私はさらに、次の問いかけを足します。今日、大小に関わらず自分ができたことで良かったこと。今日、感謝したいこと。

これを、自分の職場での役割によってではなく、起きた出来事を取材する記者のように、物語の語り部、作家か詩人のように感じて書き出してみてください。

週末ごとに一週間を振り返るのも良いでしょう。

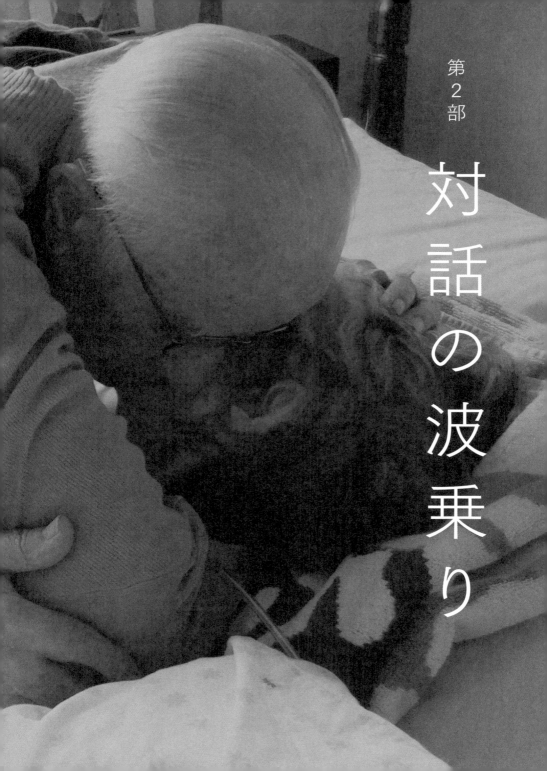

第2部

対話の波乗り

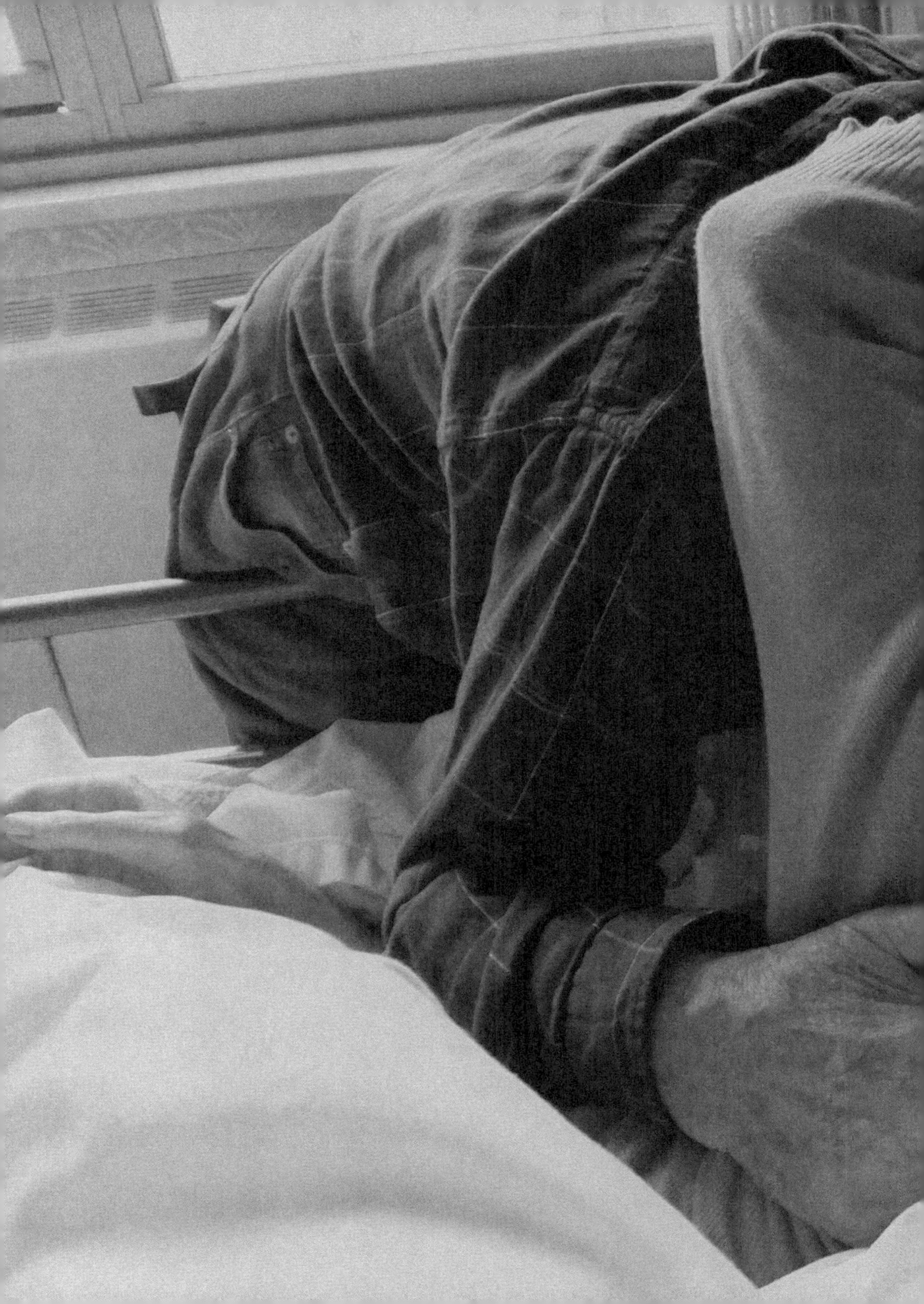

第7章 「身体」の感覚と表現を意識して使う

人に会う前の準備

訪問や対話がどう展開するのか分からない時、緊張して身体が固くなることがあります。脅威や危険に身構えるような姿勢は、対話の相手にも同じような自己防衛的な緊張を起こしかねません。あなたにできる最善の姿勢は、意図的に身体の緊張をほぐすことです。試験前の受験生のようにではなく、ピアニストが演奏を始める前に背筋を正して鍵盤上に両手を置いて、心を音楽に向ける時に似ています。お相撲さんが塩をまいて場を清める感覚、ご飯を食べる前に手を合わせて感謝する儀式的な感覚も使ってみましょう。

病室の前や患者さんの家の玄関口まで来て中へ入る前、その訪問が流れ作業にならないように「立ち止まって呼吸を整えるのがいい」と、同僚たちと話し合ったことがありました。直前に訪問を終えたばかりの人のことや、訪問後のことに気を取られないように、これから訪問しようとする患者さんに心を集中させるための「間」を置きます。診断結果や家族構成など、その情報から想定できることをある程度念頭に置きながらも、「余白」を心につくっておきます。

その人の「心の家」にも、許されるだけ上がらせていただくことを自覚しておきます。

初めて出会う人が何を必要としているかについて、私たちはいつも「初心者」です。医療者や介護職という専門家であっても、です。

長い人生を生きてこられた経験豊かな高齢の患者さんでも、「死んでゆくことについては私、訓練されたことがないから途方に暮れていますよ」と言っていました。人生の最終章には、誰しもが経験不足です。その旅路に付き添う意図と、患者さんも家族も、医療チームの一員であるという連帯感を伝えましょう。

湧き起こる激しい感情に圧倒されている患者さんや家族にも、「いろんな気持ちが引き出される時期ですから、誰にとっても整理するのは簡単ではありません。少しでもお力になれましたら」と、そっと励ましてみましょう。

専門知識や訓練、臨床体験による専門家としての姿勢と、本人から聞かねばならない背景や物語に心開いて学ぶ初心者としての姿勢、この両方をもって対話に臨みます。

最初の訪問では信頼関係も未熟です。時が満ち、開かれて出てくるのを待っている思いや物語が自然に芽吹くよう、対話空間を「肥えた土壌」のように耕してゆきましょう。あなた自身の心も、対話で聞かせていただく話の端々から蒔かれる、知恵の種がよく育つ「良い地」であるように耕してゆきましょう。

「理解する」を意味する英単語 understand は、「〜の下に」「立つ」の二つの言葉が一つになっています。北斎の版画「下野黒髪山きりふりの滝」で、画面いっぱいに上から流れ落ちてくる滝を、旅人たちが下から見上げています。ある人を理解しようとする時には、その人の下に立つように、表情や言葉や物語に溢れ、流れ出てくる心の声を愛でるように理解してみましょう。

対話空間を感じる

その人の自宅を訪れ、足を踏み入れる時、その空間の様子や雰囲気をどう感じていますか。広々している、窮屈なほど狭い、整理されて清潔感あり、散らかっていて煩雑、明るい、暗いなど、あなたが抱く印象が、そこで起きている状態の何かに気づくきっかけにもなるでしょう。同時に、あなたのその日の気持ちや価値観も反映されるでしょう。

その時のその空間は、そこに住んでいる人の生活の歴史を表しながらも、必ずしも「その人らしい普段の」空間ではないかもしれません。長く変わらず残ってきた面、積極的に作り出した変化、あるいは闘病にまつわる葛藤を含む強いられた変化などが表れているかもしれません。今のその空間が、患者さんや家族の心地良さや願いにどう影響しているのかも心に留めておきます。

歩くのが困難になってきた人には、散らかった空間は安全ではないこともあり、転倒防止の対応策を話さねばなりませんが、その状態で生活してきた人にとっては、ごく普通のこと。散らかっているからこそ安心できるのかもしれません。その人自身の表現として、必要としていることや大切なことを少しずつ理解してゆきます。

医療チームの訪問を受け始めた人の中には、訪問者を自宅に迎えることに慣れている人たちもいれば、会ったことのない人に不安を覚える人もいるでしょう。それまで人の訪問など滅多にない静かな生活をしていた人が、見知らぬ人たちの定期訪問にその静けさを失い、圧倒されていることもあるでしょう。医療訪問が、その人の生活をどう変え、その変化にどう対処しているのか、感じ取れることがあれば、言葉にして聞いてみましょう。

相手の身体感覚に合わせる

患者さんはあなたに、どこに座ってほしいでしょうか。「ここに座ってもよろしいでしょうか」などと確認して、その人に選んでもらうようにします。

ベッドで寝たきりの人であれば、見下ろすようにして立つよりも、その人が無理せず自然に顔を向けられる範囲の目線上に身を置いてみます。

話す時の距離感、近さ遠さの心地良さも人によって違います。死に直面することで、変わっているかもしれません。望まない現実に、自分の安全な空間をいつも以上に守ろうとしているかもしれませんし、あるいは運命に見捨てられたような気持ちで、孤立を恐れ、それまで以上に人の存在を求めているかもしれません。

自らに何が起きるのかを予期することもできず、「一人にしてくれ」と「一人にしないでくれ」の間で波に揺られ、心細いこともあるでしょう。誰にでもいいから話してしまいたいこともあれば、その時だからこそ話さねばならないこと、時と場所によって距離感や話し方、話す内容も様々でしょう。

しかし不安な時、心細い時、人は言葉よりも、ただ静かに手や肩に誰かが優しく手を置いてくれることに人との温かなつながりを感じ、深い慰めになることがあります。つらそうにしている人や悲しんでいる人を見ると、私たちの身体は自然に寄り添おうと手を取ったり、肩を抱いたりしたくなります。ただ、皮膚に痛みがある人もいますので気をつけねばなりません。また、それまでの人生で虐待的な触れ方に深く傷ついたことがあって、その痛みが連想されて触れられたくないと言う人もいるかもしれません。

「触れてもよいでしょうか」と、前もってその人に自分がしようとすることを伝え、許可を得たいところですが、改めて聞くことが自然な対話の流れや必要な沈黙の邪魔になる時もあります。方法論で考え過ぎず、その人の反応から自然に「何が良いのか」を教わりながら導いてもらう姿勢で接しましょう。

ポストモダン・ダンサーのアイリーン・ダウドは、著書『飛ぶために根を張る』[*14]で、誰かの肩や手に自分の手を置く時、「触れた場所から入ってくるその人の『気』」を感じ、あなたの手からもその人を包むように流れ出す「気」を意識する触れ方を勧めています。「手を目にするように看る」感覚です。相手をいたわるように触れる場所で、相手の呼吸に合わせるような、相互に包み合う生の交流が人のケアの原点なのでしょう。

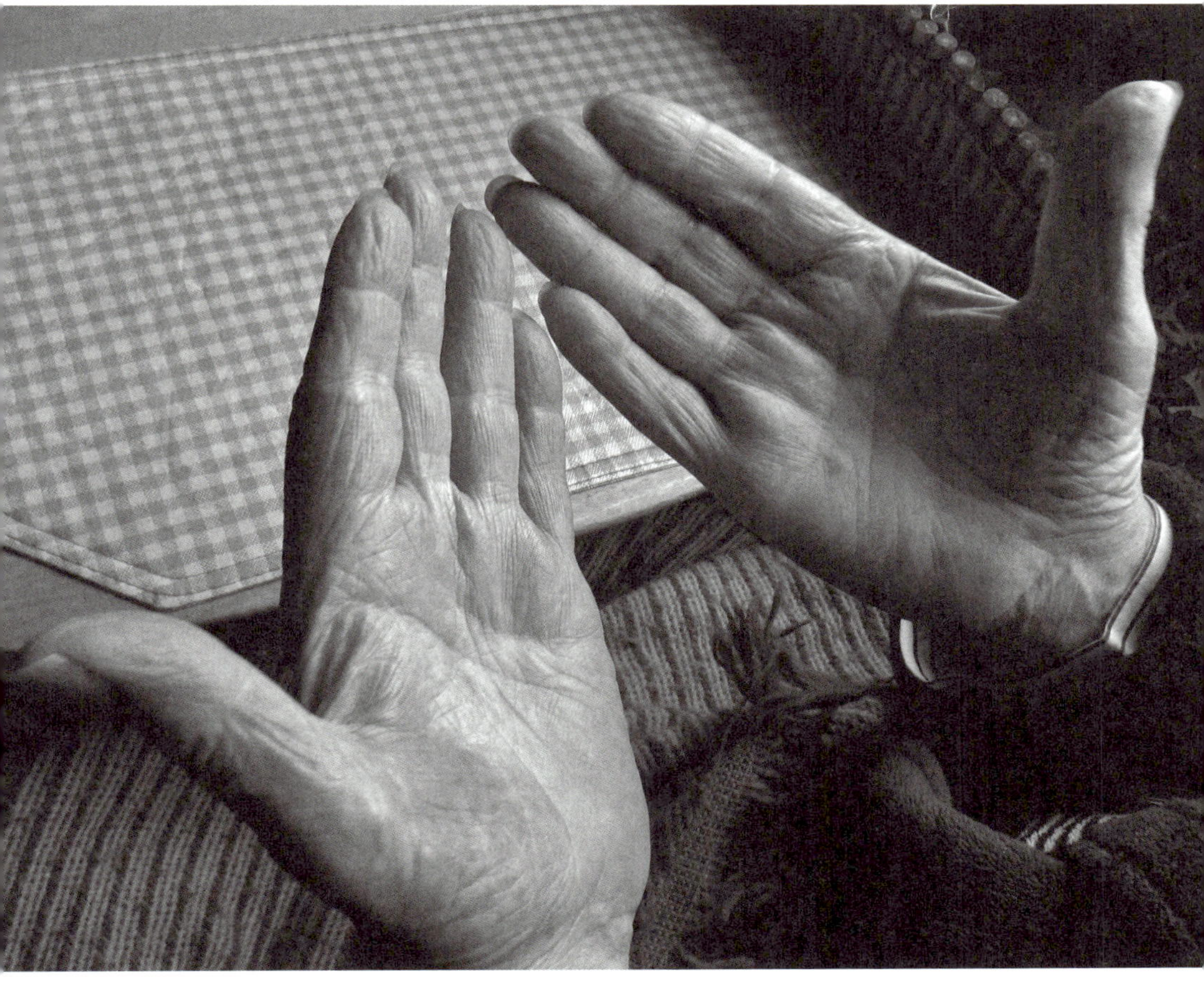

身体表現を読む

対話する相手と息を合わせるのは、合奏を始める前に楽器同士の音程を合わせる、調律に似ています。相手は話す準備ができているでしょうか。内容は、本人が聞きたい、話したいと思っている内容でしょうか。

何を一番聞きたいと思っているでしょうか。それを最初に聞くのが良いようです。

「痛みは我慢するもので、それを人に言うのは弱いこと」と思う人や、「人の助けに依存してはならない、この人には迷惑をかけられない」と信じている人ならば、つらいことがあっても言わないでしょう。言うこととは違うことを、その人の身体や目が正直に伝えてくることがあります。

「目は魂の窓」とも言われます。「何も問題がありませんよ。大丈夫」と言う人の顔の表情がこわばっていたり、脅威から身を守るように身体が緊張していたり、手が不安気で神経質な動きをしていることがあります。

「私の関心は、人がどう動くのかではなく、何が人を動かすのかということにある」 ピナ・バウシュ（舞踏振付師）

言葉にならない表現がその人の身体に読み取れる時に、何がその人をそのように動かしているのかに興味を持ってみましょう。

「問題ない」と言う人の本心

ある日、「問題ない」と言う患者さんに、「問題を抱えた人間として見られたくない」という気持ちを感じたことがありました。

問題という言葉を否定する語調が強かったのです。彼が困難な現状を背負い、身を守ろうと固くなっているような緊張に軽く息を吹きかけてみるように、「私たちは問題を探しているのではないのですよ」と声をかけると、少し好奇心が開いたようでした。

「問題が必要ないのなら、何のための訪問なんだ」。そう返す彼に、「あなたに起きていることを、あなたの目と言葉で理解しようとしているだけなのです。私たちはあなたの新しい支援体制であり、社会資源。あなたの望みに合わせて一緒に作ってゆかねばなりません」。そう続け、こう持ちかけてみました。「あなたの直面されている状態にある人を多く見てきたのですが、誰にとっても簡単なことではないですよね」。

「そりゃあ簡単じゃないさ」。ここに彼の本心が開きました。「具体的に、今どんなことが簡単じゃないのですか？　少しでも楽になるように、私たちはあなたの価値を尊重しながら、支援の形をあなたに合わせてゆきます」。すると彼は臆することなく、直面させられている大変なこと、重荷になっていることをごく自然に話し始めました。「問題ない」と言ったばかりの彼が、今の状態が「簡単ではない」ことを自然に受け入れたのです。

彼が置かれた立場に、問題の有無ではない別の言い方が必要でした。問題を連想させる「大変」と言う言葉も避けて、「簡単ではない」という言葉を使い、問題でも弱さでもなく、誰もが体験する状況の「困難さ」として、人間としての共通項で彼の体験を認めてみたのです。問題のある人ではなく、簡単ではない時と状況に置かれた人を見る視点で近づいてみたのでした。彼からは、置かれている状況をどのような言葉で表現するかによって受け入れ方が変わることを教わりました。

これは一例であり、それぞれの人の心に息を合わせる所作のすべてに、共通する解答はありません。しかしこれこそ、年月をかける価値のある職人芸でしょう。

寄り道

「対応して合わせるのか、自分のボールにして返すのか。すごく難しいことではあるけど、そういう部分が足りていないのはよく分かりました[*15]」

日本女子卓球の精鋭、伊藤美誠が敗けた時のこの言葉が対話にも適応できそうに思われました。対話にも、相手に合わせる部分と、自分の言葉にして返す部分があります。

第8章　「言葉」に込められた心の声を聞く

「その心は？」

ピアニストが鍵盤上で自由に演奏できるよう技術を習得しなければならないように、対話にも技術的な知識を使う側面があります。しかし、聴衆は正確さや技術のみに心動かされるのではなく、音楽に込められた心に感動するように、技術を忘れるほど「音楽」に自然体で心注ぐことが本当の対話になるのです。

話す人、聞く人のその日の気分や目的意識によっても対話の流れは変わります。何らかの理由で通じにくい時には、その日の「時と場所」のせいかもしれません。人の意図を超えた内的な環境の「天候」も意識しながら、対話を旅とも見て、広い視野で歩みの進め方を相手から学んでゆきましょう。

同じ言葉であっても、込められた「意味の幅」は人によって違いますから、多様な言葉の意味づけを知ることはあたかも多言語を学ぶようです。それぞれの「母国語」に合わせるように、理解の違いを確認しながら相互理解を深める機会を重ねてゆきましょう。

また、言葉には象徴的な意味が凝縮されることがあります。言葉の真意を聞きたいときに、「その心は？」と聞く表現もあります。

例えば、よく聞かれる言葉、「家に帰りたい」。これを自宅で言われる時に、「ここが家なのですよ」と分からせようとしても、本人の心は「ここではない別の家」にあるのかもしれません。子供の頃過ごした家の写真を家族が見せたら、その家の詳しいことをよく覚えていて懐かしそうに話し出した人もいました。

そこでもなく、ここでもない時の「帰りたい家」は、もっと深いところで心が自然に求め出している、究極的に魂が安らげる場所への求めの表れのようです。そこに「帰る」準備が、もう始まっているのかもしれません。

「あらゆる言葉は、必ず銭のように両面を具えてゐる」 芥川龍之介（作家）

「心は海。言葉は岸。海にあるものは、何でも岸を打つだろう」 ルミ（詩人）

寄り道

言葉の使い方や表現には文化的な違いもあります。「何を」言うかが重視される西欧文化に比べて、アジアや南米、アフリカなどでは、「どう」言うかが重視されるそうです。文化混交の時代にあっては、日本人でも、主に「何を」言うかに注意する西欧的な意識になっている面があるかもしれません。文化は国の違いだけではなく、関東人と関西人、北陸人と東北人、金沢の人と京都の人など、地域や街によっても意思の伝え方に文化的な違いがあるでしょう。私たちの家族や個人も、それぞれ文化的な特性として見ると、個々の多様性をより繊細に理解できそうです。

「早く死にたい」と言う人の心変わり

「私、もう充分生きたから、早く死にたいんだけど」

私の初回訪問で相談を持ちかけられた六十代後半の癌患者のパム。もう寝たきりで痩せ細っていましたが、言葉はしっかりしていました。理由を聞くと、苦しんで亡くなった友人の様子を見たことがあったので、そのような死期の苦痛を避けたいとのことでした。

「これから私、どんなふうに亡くなるのです？　あとどのくらい時間があるのかしら？」

私は、それまでの彼女の軌跡を知ろうと、「今までの数か月はどうでした？」「先月から今日までは？」「この一週間は？」と、カメラのズームレンズのように時間の枠を変えて聞いてみました。急激な変化は今のところなさそうです。

パムが体験している心身の変化や、友人の「苦しみ」を彼女がどう見たかを聞いてから、医師や看護師が多職種チームで話していたことを元に、これだけは伝えておきました。

「病気によって死にゆく軌跡が違いますし、人の生命力の表れ方にもよります。想定よりも長く生きる人たちや、早く死んだ人たちを私は見てきました。それを踏まえた上で、今まであなたと同じ病状の人たちを見てきた私の感覚では、想定の幅として二～三か月でしょうか。ただ、何度も力を回復するような人もいれば、なだらかにゆっくり寝る時間が増えていく人もいます。

紙飛行機は、実際に飛ばしてみるまでは床に落ちるまでの距離や、どんな風に飛んでゆくのか、航路は分からないですよね。すっと落ちたかと思うと、また上がることもあり、床スレスレでもう一度上がる時もあります。それに似ています。

自然死では大体が、身体が徐々に弱って栄養摂取量も身体が必要としなくなって、食べる量も減り、寝る時間が増えて、最期は寝たままの状態で死んでゆきます。まずは、これから一か月をよく生きることに集中してみませんか。その時にまた様子を見て、あなたがよく生きるためにできることを話し合いましょう」

パムは、これを落ち着いて理解したようで、ホスピスケアが疼痛と症状の緩和をめざしてゆくことを強調したことに安堵していました。

「ご家族の心に花を咲かせるような物語の種を見つけてゆくのですよ。物語の種探しです」

そうパムに言うと、子供のように純粋な好奇心に目が輝き、まだ見ぬ先を想起しているようでした。

その次の訪問でも、またパムは「私、早く死にたいのだけど」と言いました。酸素が必要になっており、疲れが深まってきて、寝る時間が増えてきていました。疲れるばかりの身体が嫌だと言い、死期を早める選択肢はないかと聞かれるので、安楽死が合法ではないニューヨーク州での二つの選択肢を説明しました。

まず、終末期鎮静の条件である「抑制できない興奮状態」や、「耐えられないほどの実存的な苦痛」ではないことにパムも同意しました。

「自発的に飲食を断つこと（VSED : voluntary stopping eating and drinking）」の説明には、興味を示しました。それで、何が想定されるのか、訪問看護チームの準備と症状緩和、家族にも支援を続けること、実行した方たちが五日から十日ほどで亡くなったことを伝えました。

するとパムは、「これは家族に秘密にしたくない」と、別の部屋におられた娘さんをベッド上から呼んで、「私はVSEDをしたいのだけど」と言ったのです。

これに娘さんは（目を潤ませながらも落ち着いて）「お母さん、それは悲しいわ。痛みがないのなら、死に急がないほうが私にとってはいいのよ」とはっきり返す姿には、私も心打たれました。

娘さんがパムに求めたのは、どう介護したらいいか、どの方法が心地良いのかが知りたいということでした。パムは家族の人たちにとって「介護を教えている先生」だという見方が現れました。その体験が、家族を将来の介護者として準備させるのだとも。パムが寝てばかりになっても生きていることが、家族には「ありがたいのよ」、と娘さん。するとパムは、「そうね、文句も言わずに丁寧に介護を続けてくれているのが私にもありがたいわ」と、嬉しいことに気づいて話すのでした。

空気が柔らかくなりました。身体で起きていること、対人空間で起きている目には見えない次元でのお互いへの思いを、分かち合う対話が続きました。

実は、身体中のたくさんの細胞たちも一生懸命「店を閉じる」準備をしているのだよね、感じられないことだけれど、という話も出ました。

「今まで長年頑張って仕事してくれた身体、この四肢にも、『よくやってくれている』って感謝できるわ」と娘さん。マラソン走者が、すっかり疲れ切っている身体でゴールまで「もう一息」と完走しようとする時には、家族がコースの脇で見守りながら応援するのだとも。

「あと二週間をしっかり生きましょう。眠る時間が増えているのですから、二週間後には何も決断しなくても、ほとんど寝ている状態かもしれませんよ」と私が言うと、「それもそうね」とパムは安心したような表情になりました。

二週間後。なんとパムは家族に励まされて、長年書いてきたものを小冊子にまとめようと、ベッド上で執筆していました。早く死にたかったはずのパムが、「まだこれを完成するまで死ねませんよ」と言うのです。家族には、こう伝えました。

「これから五年後に、今のことを振り返って、『あの時は私なりにできることはした』と後悔もなく言えるために、何をしておきたいのかを一緒に考えてみてください」。

最後の訪問では、ほとんど起きていられないほどのパムでしたが、できた小冊子を手にして嬉しそうに表紙を眺めながら、静かな笑顔で「いい感じね」と言うのでした。この言葉が、私が最後に聞いたパムの言葉でした。その姿は、今も私の目に焼きついています。

その後、眠るように自然に亡くなったこと、そして、正直な話し合いの一つひとつが心に深く残ったとご家族が知らせてくださいました。

「早く死ねるよう助けてくれないか」

「早く死ねるように助けてくれないか」と、命に関わる願いを患者さんが表現する時、私たちの注意はしばしば、それを文字通り「助けるかどうか」だけに絞られがちです。その前に、このような願いを言うことになった背景にある、この人の心情に心寄せることが重要になります。

「助けるか否か」の二者択一で応えようとすれば、「ホスピスケアは苦痛の緩和と全人的な支援に集中した終末期医療であって、命の長さを短くしたり延ばしたりすることは法的にも禁じられていますよ」とか、「安楽死の禁じられているニューヨーク州ではできないのですよ」などという門前払いをして終わってしまいます。

患者さんは、そのような気持ちを言わねばならなかった重大さを気に留めてもらえなかった、心に近づいてもらえなかったと疎外感も抱きかねません。そうお願いするしかないほど切羽詰まった、命の土俵際いっぱいで選択肢が尽きてしまった状態でもあるでしょう。

「そのような思いをよく話してくださいました。どういう訳で、早く死にたいと思われるのでしょうか」

死期を早めたいと願う人が、今生きている状態に何を求め、期待しているのか。何を恐れ、避けようとしているのでしょう。

「あなたに今、何が起きていると理解されているのでしょうか。ご自分に何を期待されているのですか。あなたが一番、『こうだったらいいのに』と思われること、あるいは避けたいことは何でしょう。もう少し話してもらえますか」

「死にたい」は、必ずしも「生きたい」の反対ではなく、生きたいと思える条件を満たさなくなったことによる苦痛の表出でしょう。「死にたい」からは、人生史、個人的な捉え方、生き方、人に共通した普遍的な価値や必要性も聞くことができるでしょう。

「こんな生き方しかできないのだったら生きる意味がない（こんな生き方でいいのであれば生きていたい）」

「苦痛から自由になりたい（この苦痛さえなければ生きていたい）」

「もう充分生きた。後の苦労は必要ない（家族の負担になりたくないのだ。家族は疲れ切っている。家族には生きてほしい。その機会や時間を、私のために無駄にしてほしくない）」

このような家族への思いにもよく出会うでしょう。

「今、あなたにとって、何が一番重要なことなのでしょう。一番気になることは」といった問いかけで、生きる要として何が最重要かを見出し、援助の具体策を一緒に考えてゆく努力をまずしてみます。「死にたい」から表出されることに、介護する側とされる側の期待値や願う目標が合う

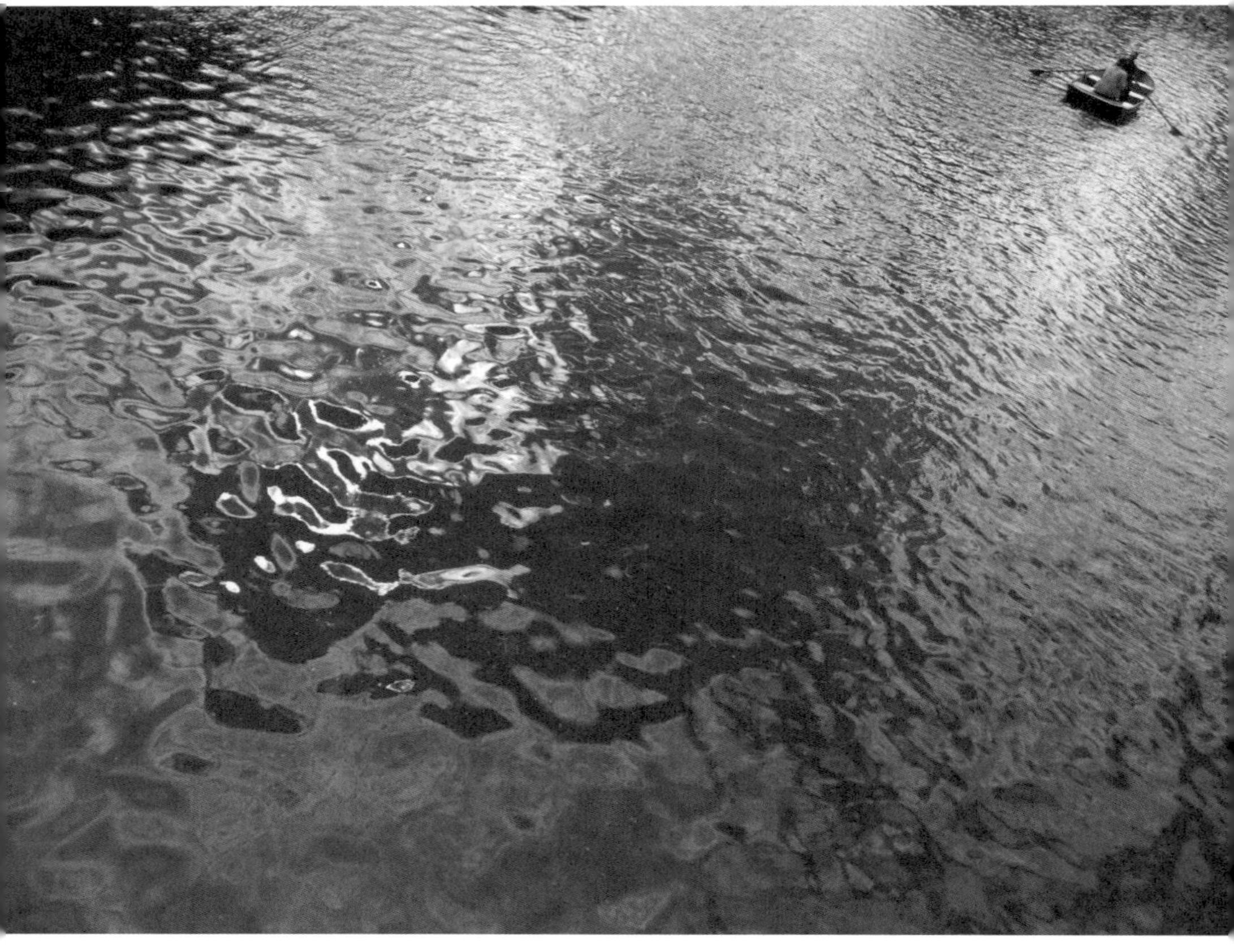

ほど、連帯感によって患者さんも家族も力づけられます。短い時間でも、「今日あのことがあったのは良かった」と言えることに、今日を生きたことが全うされ、起きていることの価値に気づく瞬間が大きな力を持ちますから、そのような意味ある瞬間の一つひとつを丁寧に拾って、大切にしてゆけるように話を招いてみましょう。

「いつ誰の決断にするのがいい?」

終末期における選択は、主だったものだけでもたくさんあります。

医療支援を受ける場所はどこか（自宅か施設か病院か）、場を移る必要の有無や時期、誰の介護を受けたいか。自分が意思決定できなくなる時の医療選択や財産管理の代理人は誰にするか、遺書や介護事前指示書の作成はどうするか。どれほど痛みを抑え、どれほど副作用を避けて意識の明晰《めいせき》さを保ちたいか。鎮静剤など薬剤の選択、胃瘻による栄養補給の是非は。寝たきりになる時に望むこと、動けるうちに行きたい場所、会っておきたい人たち、話しておきたいこと、誰に何を残したいか、自分の死に何を望むか、どのような死に方を望んでいるのか。自然死の理解と意義は。なるべく命を延ばしたい理由、死期を早めたい理由、臓器提供の是非、心肺停止の時の蘇生の是非、土葬か火葬か、葬儀に何を望むのか——。

これらの選択の局面ごとに、様々な思いや葛藤が起こり、決心が変わるのも、私たちが同伴する、人生を生きる旅路です。安心して自問自答できるように励まします。

「これをあなたが選ぶことについて、どう思われますか」

「納得して選ぶためには、どのくらいの時間が必要か、ご希望はありますか」

「選ぶに当たって、優先順位としては何が一番大切なのでしょう」

「これだけは避けたい、こうなってほしくないということはありますか」


人は苦境に立たされた時、「自分のこと」と「他人事《ひとごと》」にいつも差ができます。医療者から人としての本音を聞き出すのに、「これがあなたのお母様だったら、どちらを選ばれますか?」といった聞き方をすると、何が最も重要なことかの本音が聞けると、よく患者さんやその家族が話しておられました。

死に直面し、圧倒されて、あらゆる選択をどう対処したら良いのか分からない人には、そう感じることも当然であることを認め、それまでの人生で思い出せる内的な強かさや、人間関係における支えを振り返り、今分かることや、小さくてもできることを認めることから、「地に足をつける」ことができるような流れで聞きましょう。


さらに終末期医療では、次のような軸で緊張や対立、倫理的葛藤が起きます。

「患者さんの望みと、家族の望み」「患者さんや家族の判断と、医療や介護提供者の判断」「医療チームの一員として期待されている判断と、一個人としての判断」「自分の判断と、同僚や上司の判断」――。

倫理的な葛藤になる違いを認めつつ、どちらにするかだけではなく、双方が共有している目標、互いの立場での共通項を見つけながら、協調の在り方そのもの、どう協調できそうかを話し合うことも一つの対処法となるでしょう。

海の暖流と寒流のせめぎ合いのように、「一人で決断させて」という思いと、「一緒に決断させて」という思いが、心のどこかで私たちの行動や選択に影響します。自分の選択を励ましてほしい時と誰かに「お任せ」したい時の両方に、時と場によって意味があります。本人の葛藤や希望にうごめく心情を認めながら、共感をもって耳を傾けながら支えるようにしましょう。

「もう選べない」

終末期の選択がまるで「生死の責任を負う」ように感じられるのは、それほど人生の最期の締めくくりの様相を形作るものであるからでしょう。選択したことによる結果が重要であるほど、選択に要する気力や精神力の度合いも違います。

それまでに想定して準備してきたことなのか、あるいは急に対処を迫られ準備も足りず、戸惑っているのか。現状に圧倒されていたり、無力感にやるせなくなったり、現実との折り合いがつかなかったりと、自身の選択に納得できるほど落ち着くためには、時間や支援が必要なこともあるでしょう。

選択力は個人の能力だけでは計られず、行政や医療介護の職場が「心身の健康や心の余裕が、選択に及ぼす影響」をいかに理解し、整えているかにもよります。患者さんたちに最善の支援を届けるためにも、医療者や介護者の適切な選択能力を生み出す健やかな職務条件や環境が守られねばならないでしょう。

その日やその週に、いくつか大変な選択が重なる時には、「もう選択できない」という選択疲れが起きるのも自然なことです。準備ができていない状態で選択を迫られることは、身体的な健康にも悪影響を及ぼします。重要な選択であるほど、選択するその人の心に、準備や余裕がどれほどあるのかを、こちらの判断で一方的にではなく、本人から確認しましょう。

医療や介護を届ける私たち自身も、患者さんや利用者さんの重要な選択に関わる時こそ疲れていないことを確認しましょう。重要な選択は、一日の仕事に疲れ切った夕方ではなく朝に予定したり、同じ日に重ねずに、優先順位によって一週間内で分けたり、同僚やチームと責任を共有するなどの工夫も良いでしょう。

葛藤も人間的なことなのです。困難な選択をしなければならない時に、その困難さが悩み迷って当然な内容であれば、「今あなたが悩んでおられるようなことを、実は私もたくさんの人たちから聞いたのですよ。このような状況では、選択が難しいのも無理ありません」と、その悩みがごく自然なことだと認めて共感を示して励ましましょう。悩んではいけないのだ、などと自分を責めている人ほど、認めらることに力づけられます。

家族の死など悲嘆の深い人生を送った哲学者・西田幾多郎は、**「私の中には矛盾したものが同居している。内には肯定・否定する自分がいる」**と述べています。

それぞれの選択肢に良し悪しの両面があり、したいことと、できないことの狭間《はざま》で競い合っている声が、その人には聞こえているのかもしれません。情報過多の時代に、私たちの思考はしばしば多過ぎる選択をめぐって圧倒されています。それぞれの「声」が、休みなく注意を惹いて、慢性的に私たちを選択疲れの状態にしているようです。選択を困難にしているのは、正しさや最善を目的にし、不完全や誤りを恐れてのことなのかもしれません。正誤で「闘う痛み」から、「あるがまま」に隠された美を充分体験する視点に、強迫観念の緊張を「緩和」できないでしょうか。

整理できない思いに振り回されたとしても、迷い悩むほどに、どう生きて、どう死にゆくかの選択の意味も、心のひだを増やしてゆくことでしょう。

人の選択や悩みについて、こんな言葉があります。

「**いくつかの美しい道は、迷わないと見つからない**」　エロル・オザン（作家、科学者）

選択した結果、予測できないことが起きたとしても、振り返って良し悪しを比べるのではなく、選択の結果を自分の人生の物語として生きてゆけるよう、励ますことができるでしょうか。

「どちらを選んでも、それがあなたの人生体験。あなたが選ぶ道がこれから見せてくれる道のりを、しっかりと自分の生き方として歩まれますように」

「どうなのですか？　教えてください」

「死自体は怖くないのだけれど、不安だ」「苦しみながら死にたくない」と言う患者さんや家族が多くいます。今後何が起きるのかが充分分からないことが、不安にさせます。

患者さんが「どうなのですか？　教えてください」と、病状や診断結果などについて聞く言葉にも、言葉の表面にのみ反応するのではなく、その背後に暗示された心を聞くことが大切です。「今あなたに、何が起きていると理解されているのでしょう。今後に期待できることで、何か不安で気がかりなことや、あなたの願っていることを、もう少し聞かせてもらえますか」

その人の立ち位置を確認しながら、次のような点について具体的に説明できるでしょうか。個人的に「分かること／知り得ないこと」、その時間軸（いつかは分かることなのか）、病気の進行、医療ケア（症状緩和）の目標と期待値。一方、普遍的な側面として、その病状にはよく見受けられること。そして、最も重要なことは「分からない状態にあっても、医療チームや介護者は、その旅路に付き添い、分からないことと折り合いをつけながら、あなたが望む生き方に近づけてゆくための最善を尽くす」という意思表示を伝え続けることでしょう。

よくある疼痛緩和についての疑問「モルヒネは、中毒になりませんか。死期を早めるのではないですか」には、このように伝えていました。

「過去に麻薬中毒を体験したことのない人は、終末期に依存や中毒になることを心配する必要はありません。私たちの投与するのは、ほんの微量で、死期を早めるには十分ではありません。痛みや呼吸困難を和らげる効果があるのです。死期がかなり近い時に痛みが起きることがあり、モルヒネの投与で痛みが和らぐのですが、そのすぐ後に亡くなるとモルヒネのせいだと思われる人がいます。モルヒネは、死を前にした大切な人が痛まず、安らかに死ねるようにする選択があるということなのです。私たち医療チームが効果を判断し、あなたに知らせながら適量を調整してゆきます」

「歩けるようになるといいのだけれど」

ある寝たきりの患者さんが、医師からの話を正確に理解し、自分には回復のための治療がないこと、終末期にあることを落ち着いて語りました。ところが別の日、その人が、「また歩けるようになれるといいのだけれど」と言ったとします。

これを医療者は、現実の否認として判断することがよくあります。しかし「治らない」ということは、事実としてだけではなく、本人の生き方に関わる意味と実感、実体験の文脈があることを覚えておきましょう。

病状について説明を受けた時のこの患者さんの言葉は、頭で認識した情報としての知識です。それとは別に、心はまた歩きたいと願っているのです。心はまだ、歩く能力の喪失を嘆いているのでしょう。情報を実体験にする「翻訳」には、時間がかかるのです。頭と心では、現実の受け止め方や把握の仕方、表現する方法も違うのですが、両者の共存はごく人間的なことです。失われた健康への慕い方、その表現も、人によって違うでしょう。その意味では、現状の厳しさを和らげ、順応してゆくために効果的な否認もあるのです。

死に直面する衝撃に、一つの希望が新しい希望に姿を変え、希望と失望が繰り返されもすること。その言葉は「矛盾している」と感じる私たちの見方の限界であり、彼らの実体験から見て「必ずしも矛盾していない」のだと、教えられることがよくあります。

「もうすぐ歩けるようになれるといいのだけれど」に、どう応答できるでしょう。生きる意欲を力づけるような希望の支え方とは、どのようなことでしょう。

「あなたの病状では、もう歩けることは、ないのですよ」と真っ向から言い放つのは、なぜそれを望むことになったかの気持ちを無視し、許さず、見捨てたようにも聞こえます。「歩けるようになりますよ」と言うのはどうでしょう。実現しないことを約束して期待を持たせると、実現しない時に本人が落胆し、生きる意欲を失うことにもなりかねません。これからのことを保証する約束には、あたかも人の安らぎを保証できるような誘惑と錯覚があります。

人の終末期に約束できることは、何があっても対処していけるよう一緒にこの旅路を同伴するという、医療や介護支援の姿勢だけではないでしょうか。

「私も、あなたが歩けるようになるといいなあと思います」「私があなただったら……」と共感する心は、励ましになるでしょう。ただし、心底これを実感する時だけ、自分の言葉として言える言葉です。心を伴わない言葉は、逆効果。偽れない眼差しや語調から悟られます。

「歩けるようになったら、どこか行きたいところがあるのですか」と聞いてみるのはどうでしょう。実現しないのだと頭が知っていたとしても、心が願う夢に近づいて、その時に湧き起こる物語に招かれてみるのです。もうその人の中で始まっている「夢」の中身に招き、招かれ、「希望の食卓」で一緒にそれを味わってみるのです。メニューや調理法を、私たちに教えたい人もおられるかもしれません。

「何が起きているの？」

九十三歳のパオラを初回訪問した折、落ち着いた面持ちの息子さんに私は玄関で迎えられました。ただし、「ホスピスケアについて本人に伝えていないから、ホスピスや終末期については言わないでほしい」とのこと。その意思を尊重する旨をお伝えしました。

寝室に招き入れられると、明るい部屋の中央にある広いベッドに横たわるパオラが、こちらを見ています。ベッドの両脇には、息子さんや娘さん家族が数人立っておられました。パオラの顔立ちから、もう先が長くないことが知れましたが、目の表情や顔の向け方、私に手を差し伸べて握手を求める様子から、意識は明瞭でした。

パオラの手を取ると、その柔らかで優しく温かい感触と、私を見るパオラの目に、深い尊厳が感じられました。その人柄に招かれるように身を近づけると、私の手を取ったまま、パオラが静かな声でこう聞かれたのです。

「何が起きているの?」

起きていることの意味を、パオラが理解しやすいような意味に「通訳」せねばなりませんでした。

家族の方たちにも落ち着いた空気がありました。私はパオラの人生が最終章にあることが何を意味するのかに調律して、浮かんだ印象をパオラの耳元に言ってみました。

「あなたの人生が、あなたが生きてご家族を支えてこられたことを皆で感謝する季節に入ったようですよ」

すると驚いたことに、パオラは悟ったような顔をし、私の目を見て「ありがとう」と言い、周りにいる息子さんや娘さんに向かって両手を挙げ、抱擁を求められたのです。家族の皆さんも察して、彼女に求められるまま、次々とパオラの枕元に行って抱擁しながら静かに涙を流していました。言葉も要らない、感謝と愛に満ちた別れの挨拶が起きたのです。

その様子に私はすっかり驚きましたが、心に触れた印象に身を任せ信頼して話すことが、人の心に点火することを、畏れ多くも目撃したのでした。

後で聞いたのですが、家族の皆さんが集まっておられたのは、在宅でホスピスケアを受け始めるパオラに、皆で一緒に会うことにしたからとのこと。それでも、死期が迫っている事実を直接伝えることがためらわれ、どう伝えたら良いのか分からなかったらしいのです。皆が集まる様子にパオラも何かが起きていると察して、「何が起きているの？」と聞かれたのでした。

「ホスピスケアという言葉を使わないでほしい」と言う家族と、「私がもう、終末期であると知っていることを家族に言わないでほしい」と言う本人――相手の気落ちを配慮し合う人と人との橋渡しをすることがあると、ホスピスケアの医師からも聞いたことがあります。「言わないでほしい」にも、別次元の求めがありそうです。

豊穣な沈黙――「間」を支える

「言葉を使わない声がある。耳をすまして」 ルミ（詩人）

「音楽とは音符にあるのではなく、音符と音符の間の沈黙にある」 モーツァルト（作曲家）

「人は、仰いで鳥を見る時、その背景の空を見落とさないであろうか」 三好達治（作家、詩人）

言葉によらない思いが、言葉の端々に表されます。言葉の背景にある沈黙にも、その人の心や言葉の文脈を理解してゆくように、心を開いていていましょう。

言葉には、その意味だけでなく、食感や音楽的な調律や共鳴のような感覚を使って好奇心を開いていましょう。言葉の持つ興味深いつながりに気づいたら、自然に起きたこととして対話に振ってみることでも視野が広がることがあります。

言葉の様相が変わる時

話したいのに、病気の進行などで話しづらくなった人が、時間をかけて一言一言、話される言葉を、一粒一粒現れてくる芽や実のように感じられるでしょうか。「論理」の枠を外れて、意味が乱れるように聞こえる言葉も、それを単なる混乱や症状と見てしまう前に、言葉の端々や語調、言葉にならない沈黙に込められた心に注目してみましょう。

そのままを受け止め、包むように息を合わせると、違った見方や感じ方が見えてくるかもしれません。茶道で茶器や道具を愛でる時のような感覚も使って、言葉の感触や表情を感じてみましょう。

沈黙が必要な時

言葉は私たちの心を表現する一つの表れです。言葉を超えるところでは、心が言葉を必要とせずに、言葉にならない思いを伝えます。繊細な音楽のような心のささやきを聴くためには、暗い夜空が満天の星を見るのに必要であるように、私たちの心に充分な静けさがなくてはならないようです。

言葉と同様、沈黙も意味を伝える媒体です。沈黙に何が感じられるでしょう。気持ちや思いを整理して表現するために必要な、沈黙があります。思いが表れそうな気配があれば、言葉になって生まれてくるために必要な「妊娠」を、助産師のように支えることはできるでしょうか。

言葉が出るか出ないかは問題ではない沈黙もあります。無言のうちに溶ける痛みもあります。

それまでの次元を超える

「認知能力の低下」「喪失」と理解し表現することは、私たちの通常の理にかなって「分かりやすい」のですが、その印象が私たちの「その人の見方」になり、秘められた他の能力や可能性さえ全面的に諦めて、期待も信頼もしないことになりかねません。その人を、そうした存在として、閉じ込めてしまっていないでしょうか。病人や子供のように扱うことで、知らないうちにその人に疎外感を与えてしまうこともあるでしょう。

認知能力を失うことへの私たち自身の恐怖心から、認知症の人たちを「別物」として分け、距離を置く防衛的な心理もあるでしょう。しかし、こうした自分自身の反応に気づいていることが大切です。

私たちが会う人に、それまでの自分の理解を超える側面を見て驚かされます。命の深淵で神聖な美に、心が開かれていたいものです。そのような驚きは、驚く以前の私たちの、「限られた見方の死」「そのように見ていた自己の死」であるとも言えないでしょうか。私たちが慣れきってしまって、疑問を抱くことなく使う「言葉による囚われ」から身を振りほどき、既存の視野の「死」を体験しながら、私たちの「認知」の仕方も「今までの見方」を超えて成長してゆくようです。

認知症で言葉による意思疎通をやめてしまった高齢の患者さんを訪問した時のこと。「最善を尽くして努力しても、していることが母のためになっているのか。何が心地良くて、何が苦痛になるのかが分からなくて」と、介護を一手に引き受けておられた娘さんが悩んでいました。ちょうど遠くから訪問されていた親戚の方が、それを聞いていて、こんな話をされたのです。「今ふと思い出したのだけれど、アメリカ先住民のある部族は、『認知症の人は、私たちが生きている現実よりも、高次の次元に移行しようとしている人だ』と信じているらしいよ」

これを聞いて娘さんは、何かが吹っ切れたような表情で、「お母さんは、たぶん忙しいのね！」と言われたのです。「母は時折、その移行作業の途中で一服したいのか、こちら側に窓を開けてつかの間、普通に返答する時があるけれど、またその作業に戻ってゆくのね」と納得したようでした。

お母様は沈黙のままであっても、自主的に歩んでいる命の旅路が見え、その体験を敬うことも大切な支援だと気づいた安堵の瞬間でした。

人の言葉からの卒業

私たちには数えきれないほど、何かを始めて、それを終え、完了した経験があります。「卒業」も、その一つです。私たちが「話す、聞く」、対話の道具である言葉にも、仕事を全うする時が来ます。

死を間近にする人が、言葉を使う意思伝達から「卒業」の準備をしているのではないかと、患者さんたちのご家族とよく話をしました。亡くなる人が「言葉の学校」から卒業して、言葉に頼る必要のない、心で伝える次元に移行して関係を続けるとしたら、私たちはそちらに心を調律し、彼らの存在を「感じ」、その「声」をどう聞けるでしょうか。これまでの「聞き方」から卒業して、心開いて「聴ける」新たな「音楽」がまだたくさんありそうなのです。

「あとどのくらい？」――それは何を問われているのか

いつ死ぬかが分からない命であることを、日頃私たちは意識することはありません。準備のないまま現実に直面させられると、言葉にならないたくさんの思いが押し寄せてきます。

「あとどのくらい生きられるのでしょうか」

この問いに対しては、本人は医療者たちから余命についてどう聞いているか、どう受け止め、心身の実感としてどうなのかを尋ねてみましょう。

「あなたの医師や看護師は、何と言っていましたか」

「あなたは、どのくらい生きられると感じているのですか」

その上で、この問いかけを「余命の長さ」への質問としてのみ聞かず、どういう願いがあるのかに心寄せましょう。

死に直面していない（と信じている）時には、切羽詰まった意味がないでしょうから、話す本人との意味の文脈の差を意識しながら、自分のことのように感じ取ってみましょう。予期できないことが起こる可能性を受け入れながら、パムとの対話でも起きたように、集中できる時間の枠を設けることが、患者さんたちが生きる励みになることがあります。

余命については、次の「『時間』の全域を、今に活かす」の章でも掘り下げてみましょう。

第9章

「時間」の全域を今に活かす

「余命」が意味する時間の感覚

「人生は、あなたの息の数によっては測られない。あなたが息を飲む瞬間によって測られる」

（不詳）

時計で計る量的な時間とは別に、感じ方によって変わる質的な時間があります。より長く生きて、より多くの体験をしたいと誰しもが思うものです。やり残したことがある人たちには悔しさや無念さがあり、一方で、「私は短く太く生きた」と言う人もいます。日々を生きるのが簡単ではない状態が続く人が、「私は長く生き過ぎた」と言うこともあります。

「こんな状態が続くなんて、長過ぎる」「残された時間が短過ぎる」「時間の経つのが早過ぎる」「遅過ぎる」

患者さんやその家族の時間感覚を聞く時、自分の感じ方とは違うことを意識して、「彼らの時間帯」の背景にある物語への招きとしてみましょう。何がその人に時間をそう感じさせ、どういう意味や価値、願いがあるのでしょう。

「待つ者たちにとって時間は遅過ぎる、怖がる者たちには速過ぎる、悲しむ者には長過ぎる、喜ぶ者には短過ぎる、だが愛する者にとっては時間は永遠だ」 ヘンリー・ヴァン・ダイク（著作

家、外交官、聖職者）

時間の感じ方や表現は、同じ人であっても次の日には変わるかもしれません。この三日間が同じようであっても、これまでの三週間では変わってきているのかもしれません。

その人が体験している時の流れを、織物のように見るのはどうでしょう。生地目に織り込まれた柄の違い、色彩、パターンの現れ方には、過去のある出来事からのつながりが感じられるかもしれません。将来への願いは、まだ見ぬ先に伸びる糸なのでしょう。手繰り寄せながら、つなぎ目、変わり目、先の糸を見てみましょう。

「そう思われるに至ったきっかけは、いつどんな風に現れたのですか」

「このあなたの思いは、これからどう紡がれていくでしょう」

このようにも導けるでしょうか。

夜寝て、朝起きて、もう一日を迎えること

終末期の単調さや退屈さ、孤独を聞くことがあります。

「また眠りから覚め、起きてしまった。もう一日我慢しなければならない」

「また今日も、同じ日の繰り返しですよ」

本人に興味があれば、単調な生活に人の訪問を増やすべく、臨床訓練を受けたボランティアの定期訪問を派遣し、喜ばれることもありました。

私はそのような時、「あなたが生き甲斐とするものに情熱を注いでいた時のことや、時間を忘れるほど濃い時間を過ごした時のことを思い出されますか」と、逆の状態についても聞いてみました。

懐かしそうに目を輝かせて話す人には、生気が呼び覚まされるようでした。「時間を忘れるほど」の時を思い出すと、話すことに時間を忘れる人もおられました。

「寝られない」ことを、解決すべき問題とだけ見て「よく眠れるようにしましょう」では見逃すことがあります。「なぜ眠れないのか」に、本人の背景があります。「夜寝てしまうと翌朝起きられるかどうか分からなくて、怖くなる。寝られない」と言う人たちもいました。いつ来るとも知れぬ死への恐怖が、「夜寝れば翌朝起きる」ことを当たり前のものでなくしていたのです。

朝起きることを当たり前にすることについて、じっくり患者さんと考えてみたことがありました。死ぬ恐怖がなく、健康であれば、朝起きることは当たり前になるのだろうかと。

私たちはなぜ、朝起きた時に「また今朝、目を覚ました!」と驚けないのでしょうか。「今日という日を終えること」は、「今日まで生きた自分の死」でもあることを、私たちはあまりに自然に受け入れているようです。日頃意識していなかった「習慣」に対する目隠しを取ってみると、彼は「今日まで生きてきた自分」への思いを新たにしました。感謝できる側面に気づくと、「休ませてあげてもいい」と思える気持ちが自然と現れたようでした。

以前、「誰が見ても助からない」と思われた時を生き延びたことのある人が、その体験から、一日一日生きていることに深い感謝をされていました。「朝また起きられたら、その日はボーナスだ」と。

「明日のことは保証されていないから、今日一日を精一杯生きるだけですよ One day at a time.」と、多くの患者さんたちが言いました。一日の感覚が当たり前のものではないのです。

駅で待たなくてもいいのだとしたら？

「まるで駅で電車が来るのを待っているみたい。本当は、電車など来てほしくないのだけれど」夫の死を前に、マギーが「死を待つ舞台」をそう表現するのに、私は駅で待つ彼女の姿を想像してみました。待つことしかできないのは、どんな感じか聞いてみました。駅の構内で話しているようでした。心のどこかにまだ息づいている「願い」が、視界から押し除けられているようにも思われて、こんな問いかけもしてみました。

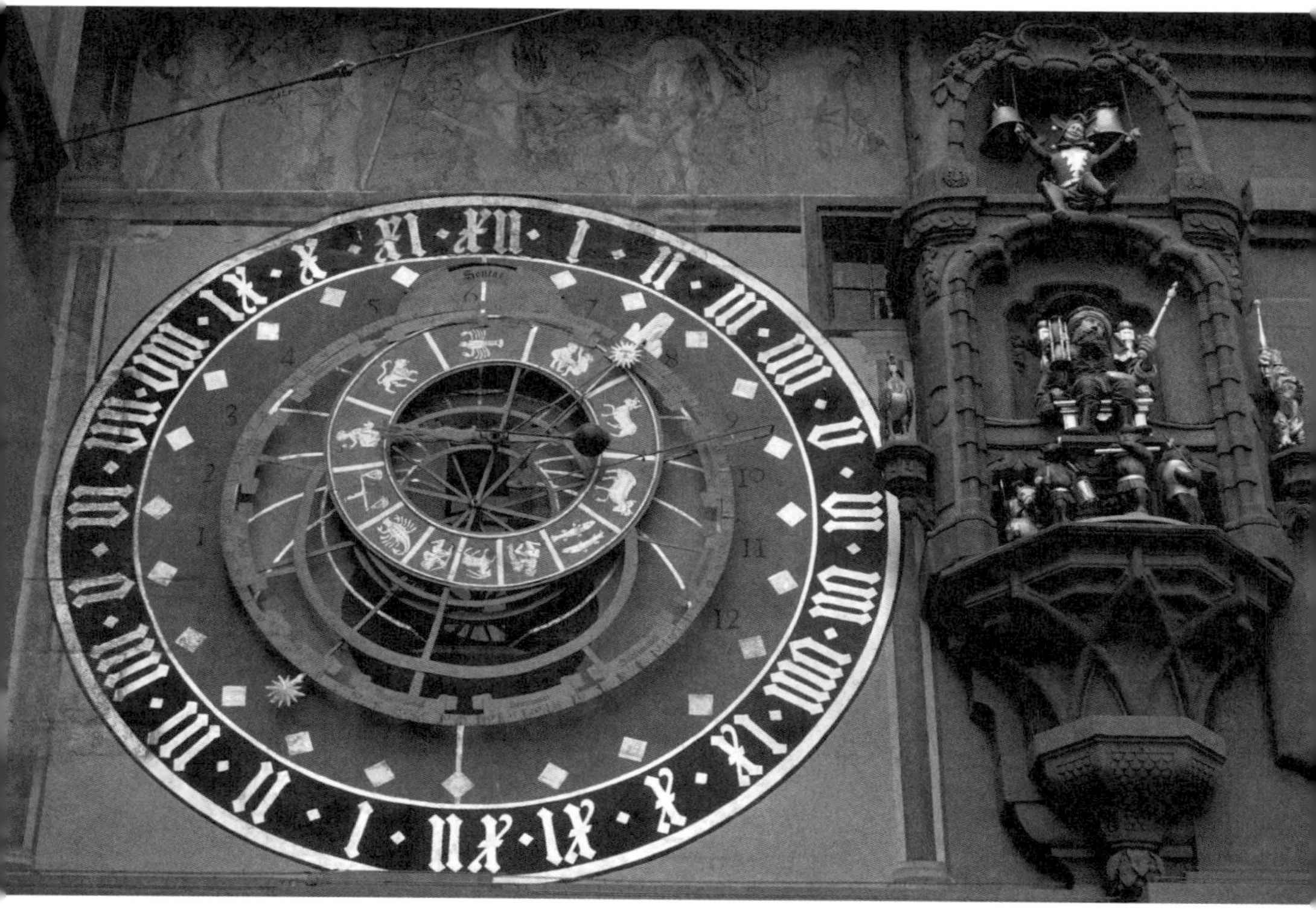

「もしも待つ必要がないとしたら？　待つことに費やす力を、他に向けられるとしたら？」

駅にいなければならない、待つしかない、との思いが和らいで、駅で他にしたいこと、駅の外で必要とされていること、駅を去った後の生活にも心が思いを馳せる力を得たようでした。

私が高齢のチャールスを初めて訪問した時のこと。居間のソファーに座る彼の存在には神経質さもなく、懐疑心で距離を作る風でもなく、開かれた空気を感じました。

ご家族に招き入れられるままに彼の正面にゆっくり向かい、しゃがんで彼の目の高さに合わせ、そっと彼の手を取りました。チャールスの目が興味深そうに私を見返して、差し出した私の手を大きく温かな手で握り、こう言ったのです。

「君は死んだ人間を見ているのだよ」

私は彼の目から目を逸らさず、手もそのままに、ごく自然にゆっくりと彼に答えてみました。

K「死んだ人間だと言われるあなたが、今こうして呼吸している時にお会いできて良かったです。あなたの意識も明瞭ですね。あなたの一言一言が、とてもよく分かります。あなたにとって死んだ人間のように思われるのは、どんな体験なのでしょう」

チャールス「精一杯生きた後は、死を待つことしか残っていない。それが切ないわけだ」

K「もし待たなくてもいいとしたら、何が大切なことなのです？」

チャールス「死が私の気を引き過ぎていたのかもしれない。待つ以外に、まだ私が生きていることにどんな願いが出てくるのか、私の心の声に耳を傾けることにしようか」

待つという表現には、文脈によって大きな違いがあります。例えば、もうすぐできそうな料理の香りを喜びながら「何もしないで待つ」楽しみがある一方、逃げられないことに「何もできずに待つ」ことしかできない、無力感に囚われるような体験もあります。これらは大きく違うのです。

チャールスが自分はもう「死んだ人間だ」と「待つしかない」無力感を語るのに対して、今一度、望まない現実に「強いられて待つ」犠牲者的な闘いの土俵から、「待たされずに」今生きる行為の主体者である命の土俵へと場を移すよう促す返し方をしてみたのでした。

自問自答する中核に、「それまでの季節を生きてきた自分の死を、いかに受け入れられるか（いかに死ねるか）」が、表れます。予期していなかった変化を、どれだけ、どの側面で受け入れるか。そしてさらに、何を手放すか。現状を「季節の移り変わり」で見てみると、新鮮な見方が表れることがあります。

「夏物の果たした役目が終わって、秋物から冬物へと、季節に合わせた衣替えの時期ですね」

「今までの着物が必要なくなる時、あなたは今、季節の変化に合わせた『着替え』に何を望めるのか、全く別の『着方』があり得るのか、一緒に考えてみませんか」

予期せずして死に直面させられた人は、それまでの服装を急に剥ぎ取られるかのような体験をされているのかもしれません。それまでの着物が自分のすべてではないことに気づくにつれ、「自分の新しい側面」を見つけ、生きることに積極的になれるようです。

嵐を凌いだ歌

K「今までつらい時に、どう克服してこられました？」

サム「そう言われて思い出すことがあります。若い時に船乗りとして長く船上で働いていたのですが、大きな嵐の体験です。ある嵐の日に船底を掃除していたのですが、船は大揺れ。私は歌を歌い続けて、恐ろしい嵐を凌いだのですよ」

K「船底で歌うあなたの姿が見えるようです。どんな歌を歌っておられたのですか」

サム「子供の時によく教会で聞いていた讃美歌とか、ゴスペルとか、黒人霊歌などでしたね」

K「今のあなたの体験が、その時の体験を呼び出したようにも思えます。今に重ねて、あなたが船底で凌いだ嵐のように感じられることがあれば、その時にあなたを力づけた歌を思い出して歌ってみるのは、どうでしょうか」

サム「それも一興ですね。歌ってみます」

過去に今のような困難な状態を、どう乗り越えたか、その体験から得られた知恵を招いてみましょう。否定的な解釈に縛られて気づけていなかった、克服してきた強《したた》かさや勇気や知恵を、今活かす機会になります。「あの困難を克服してきたからこそ、今の自分がある」という認識によって、痛みの絶対的な「権威」から解かれることもあります。

過去に体験したことは、木が大地に張り巡らせている根っこのようです。根が再生されると、過去と今が同居するのです。まだ思い出されていない「地下」の根っこに注意を向けてみましょう。

最終楽章の残響

音楽作品も、必ずしも長い曲が名作であるとは限りません。盛り上がりが中途半端に終わったり、完了したような状態で長く続いたりすると、全体の締まりが失われもします。

今週が最後、今日が最後という時に、私たちはどのように「生を全うした」実感を抱くフィナーレ（終章）を奏でてゆけるのでしょう。

本人は作曲家、演奏家、あるいは家族の交響楽団の指揮者もされるでしょうか。その人は、どこに自分を見るでしょう。家族はどの役割を選ぶでしょうか。一緒に演奏を仕上げてゆく作業です。「今日」「今」という音節の意味や、奏でた音楽体験の残響に注意が向く時でもあります。

人の命の音楽は、その人の死をもって終わらず、死後も奏《かな》でつがれ、出会い関わられた人たちの心の琴線に、響きを共鳴させ続けるでしょう。残される人たちに本人が渡しておきたい「協奏体験」が、遺産にもなるでしょう。そのような「永遠」とも呼べるような豊かな時間に、好奇心と信頼を向けて気づく習慣をつけてみましょう。

軟着陸の準備をするパイロット

クラレンスを初めて訪問した時のこと。「昔は空軍のパイロットだった」と彼が言った時、操縦席にいる彼の様子が想像されました。ジェット機で飛んでいた彼の体験に重ねて、彼の生きる最期の締めくくりが、どの側面に似ているのか聞いてみたくなりました。

「あなたが死にゆく準備をしていることは、離陸の準備ですか、それとも軟着陸の準備でしょうか」。彼はためらうことなく「軟着陸の準備だ」と答えました。

軟着陸の準備をしている彼の様子がコックピットに見えます。航空機が徐々に高度を下げています。何が軟着陸の助けや妨げになるかを想像して、こう聞いてみました。

「あなたの軟着陸のために、私たちのチームは最善を尽くして乱気流を抑えねばなりませんね」

「そうしてもらえるとありがたい」

「どうでしょう、何が今、乱気流になっていますか？」

そう聞く私に、彼はとても面白がって、今実体験として妨げになっていることを、自然に話し始めたのでした。

「不安なことは、体力が徐々に落ちてきていることだろうか。家族のために自分がしたいことが、いくらかできないかもしれないという不安があるね」

「できることもあるのですね？　それから始めてみますか」

その人が「今」を去り、「過去」へ行った瞬間が、その人の目にも現れます。ただしこれは、過去に戻ってしまうことではありません。戻れないのですから。

過去を体験し直すのは、以前とは違う「今のその人」なのです。

「思い出す」のか、現れるのか

人が過去のことを「思い出す」のに、どれほど意図的な選択が関わっているのでしょう。

というのも、思い出す瞬間を自分でもよく観察すると、思い出そうとして思い出したことは、ほんの一部であり、ほとんどの場合が何らかのきっかけで「呼び出されるように」現れ、今の自分に関わってくる感じがするのです。

例えば、ある人がかけてくれたその言葉で大切なことに気づかされハッとした体験、その時の自分に必要だった言葉に励まされ勇気を奮い起こすこと、心込めて話を聞いてくれた人の、自分を信頼してくれる目や表情、声色、手の温もりに感謝が溢れた瞬間など、このような瞬間が、「ふと思い出されて」、今直面している困難を克服する勇気や知恵、機会や突破口になることがあります。

そうしたある日のこと、ある人のことが、ある場所や音楽、匂いや香りにも思い出されることがあるのも不思議です。

これは、コンピュータに保存された情報的記録の再現とは違って、今の自分と「あの時の自分」との対話が起きているようなのです。連想されて気づく実感があり、「今の自分」の理解のひだを増やしたり、今起きていることの見方を変えたりします。これまでに体験したことに「関わられ」ながら、新たな解釈や問答を通して、私たちの生き方や物語は成長します。ある日初めて、かつて体験したことの意味がようやく分かったという体験もします。過去の自分との和解にもなり、気づかなかった側面を自分に発見して成長する過程にもなります。そこに物語の書き直しが起こるのです。

このことを意識して、それぞれの人の内に秘められた、すでに体験して知っていることとの再会を、意図的に取り持ってみましょう。

たくさんの「あの時」との関係史から、今の自分の意識や見方を進化させてゆく私たちの心は、肥えた土壌のよう。地下の実りが掘り起こされるのを待っているようなのです。

患者さんやその家族が昔会った人のことを思い出す時、私はよく、「今、その人がこの会話に訪れましたね」と話を振ってみます。自分の行為として「思い出した」以上に、関わってくれる人が「現れてくれた」ようであると、親密にその人の存在を感じられます。関係が温まるのです。すべてを失ったと自分を諦めそうになるほど気落ちしている人であっても、人の輪、人間関係が、その人に現れ、力づけられますように。

もちろん、すでに亡くなった人たちも登場します。死亡時刻は過去ですが、その人たちの生前の姿を思い出されるのは「今」。今の自分に彼らが話しかけるように感じられるでしょうか。不在の悲嘆はありつつも、今は亡き彼らの知恵や勇気に今、力づけられもするよう敬意と関心を持って物語が語られるよう誘ってみましょう。

サーファーの良い波探し

画家だった七十六歳のベンさんに会った日のこと。

「私は生きたいのだけれど、こんな風には生きたくない。最近、歩くのがつらくなってきて、動くのが億劫になってきてね」

できていたことの喪失が、心身に重いようでした。彼の疲れた声色に、「楽に動けないのをなんとかしようとしている」姿を感じ、連想された印象を振ってみました。

「まるであなたは、水の中を歩こうとしている人のように聞こえます」

「水は子供の頃から好きだった。サーフィンをよくしたものだ」

この連想には驚きました。懐かしそうにそう言う彼に、「サーフィンを楽しんでおられたのですか。私はしたことがないので楽しみ方を知らないのですが、どうやって楽しむのですか」と聞くと、彼は喜んで説明してくれました。

「良い波が来るのを待って、それを捕まえて上に乗る。うまく捕まえられなかったら、次の良い波を待つ。うまく乗れたらボードの上に立ってバランスを取りながら、波が岸に連れて行ってくれるのに任せるんだ」

この比喩に、人が命の波に運ばれて岸まで行く印象が重なりました。それでこう聞いてみました。

「今のあなたにとって何が良い波になっていますか」

「それは面白い喩えだ。静かに妻と過ごす時。息子が訪ねてくれる時にも元気づけられる。外に出て、まだ数ブロック歩ける。友人が訪ねてくれる時に話を楽しめる」

驚いたことに、次の訪問時には、彼がこの喩えを妻とも話し合ったことを、子供のように楽しそうに話すのでした。

身体が弱くなってゆく終末期の現実が変わらない一方で、過去に海で楽しんだ彼の実体験が今に重なり、現状の見方や感じ方の幅を広げたのでした。

サーフィンの喩えは、死にゆく過程によくつながるようです。生きること死ぬことは、自分の力だけで「する」ことではなくて、自分を超えた命の波に乗って、岸まで連れて行かれるような側面があるのでしょう。他の患者さんにもこの喩えを話してみると、波乗りの気持ちが自然に語られました。

計画していた道順とは別に、想定していなかった自然の天候や道の状態によって別の道に導かれることもあります。計画通りにはならなかった旅先を、どう体験できるかは、自然の流れとの折り合いのつけ方なのかもしれません。ただ、「自然の流れに任せなさい」と励まされる時もあれば、「よく闘え！」と言われて励まされる時もあります。思いもよらぬ波に抵抗して、苦しむことがありながらも、よく闘うことそのものに尊厳を見つけることもあります。

私たちの対話も、波乗りのようです。方法論を学び自分一人で操作できるようなものではなく、自分の意図と相手の意図、生き方と生き方が、双方の意図を超えて寄せてくる「潮流」の動きの中で対話します。相手との間に起きることに、どんどん応答してゆく出来事といえます。踊るリズムや旋律を「波」に見つけながら、相手が良い波を見つけていけるように励まし、見つけた波を一緒に祝います。そして、あなた自身にも数え切れないほどの「良い波」が起きていたことに気づかされもするでしょう。

彼らの覚醒した意識で見える「良い波」の数々に目を覚まされて、私たちの日常の対話の中にもハッとさせられる瞬間や良き驚き、美しさを味わうことができそうでしょうか。あなた自身が大胆に伸び伸び生きる後押しをしてくれる「良い波」にも気づく感覚は、あなたの中にもう豊かにあるはずなのです。

時を超える貴重な時

少し先にいる自分を、想像してみませんか。自分の死後に「生前は〜」と表現される時のことを想像してみるのです。

「(患者さんに)これから五年後、あなたのご家族に何を望みますか」

「(家族に)今から五年後に、今のことをどう思い出されるでしょう。あの時に自分は自分なりにできることをしたと思い出せるように、まだ必要なことはあるでしょうか」

介護を担う家族に、「現在を後々どう自分が振り返るのか」を想像する機会をもってもらうと、深い願いが現れます。今と未来の橋渡しをしてみましょう。

自分の死後を望み見ることができる人には、家族に託す思いが自然に表れもします。そこに起きることが「熟す」前に、こちら側の定義や良し悪しの判断で芽を摘み取ることのないよう、「起きるべくして起きる」側面にも心開いて、有意義な体験を一緒に探求してゆきましょう。

今後どうなるのか分からない不安や、死ぬことに圧倒され、切羽詰まっている時には何も考えられず、死んだ後のことを想像する余裕などないでしょう。まずじっくりと、彼らの不安や圧倒されている側面に耳を傾け、痛みによる「凝り」をほぐし、自然に視野が肯定的に広がるように力づけねばなりません。

後に実現してほしいことを見つけることは、今を「意味ある過程」にします。「今ない」ということから「先のための今」という能動的な見方の転換に、心が呼吸する空間を見つけることがあります。人の心が「今」を超えて、まだ見ぬこれからにも自由に飛躍するような瞬間を招き、認め、祝いましょう。

「それが実現する時が来るとしたら、どう時が満ちるのでしょう」

人の心を感動させ、時を超えていつまでも心に残る意味深い時を、英語では timeless, priceless「時を超えた、値のつけようがない（ほど貴重な）」と呼ぶことがあります。

当たり前にしている日常に、「非」時間的な体験や、そうなる種を見つけて水を注いでみる。そのような支え方や対話は、感性を研ぎ澄まして初めて起きるものではなく、私たちが自然体で、好奇心と信頼を持って対話に臨む時に、気づかされ、驚かされることを通して、起きることなのです。決めつけや臆病心や懐疑心で蓋をせず、目を止めて大切に育て、気づきや驚きを楽しみましょう。

第10章

生死の多彩な「印象」に思いを馳せる

「死」に抱く印象

「よく生きる芸術と、よく死ぬ芸術は一つである」 エピクロス（古代ギリシャ哲学者）

「真の哲学者たちは、いつも死ぬ練習にかかりっきりだ」 プラトン（古代ギリシャ哲学者）

日本語には「他界する」「鬼籍に入《い》る」「泉下《せんか》の客となる」などという表現があります。人の肉体が死ぬと、その人の霊が肉体を後にして、次の次元に移るという信じ方が表されます。

英語には、死後のことを「Great Beyond（偉大なる向こう）」という表現があります。不可思議な死後の神秘に対する畏敬でしょう。アップル社を立ち上げたスティーブ・ジョブズが死ぬ直前に発した最期の言葉は、「Wow, wow, wow!（おお！おお！おお！）」でした。この世を超えた次元に何かを見た彼の驚嘆の声だったそうです。死の瞬間に何を見たのでしょう。トルストイの小説『イワン・イリッチの死』で主人公が体験した死の瞬間にも似ています。先日亡くなられたアントニオ猪木さんが、亡くなられる前に、「これでどうだあ！と大声を出せる日が、もうすぐそこに来ています」と言われる映像がありました。死んだ後に喝を入れられるようです。

ニューヨークでホスピスケアを受けていた多人種多文化の患者さんたちで、死後も命が続くと感覚的に信じる人たちは、その続いてゆく命のことを「魂（soul）」の他に、「霊（spirit）」、意識

(consciousness)、「本質(essence)」、力(energy)、振動(vibration)などと表現していました。

また、死後への思いや願いを様々な言葉にしていました。

「新しい旅の始まりですよ」

「私が死んだら、たぶん星屑のようになる。私のことを思ってくれる人たちにスパイスみたいに降りかかって、彼らの心の中を美味しくするのさ。今こうして死にゆこうとしている時に、そのスパイスの味見をするようなこともあるよ」

「死はないの。あるのは変化だけ。これからどう私が変化してゆくのか、変化しながら成長してゆく私に、何か新しい役割が示されるかもしれませんし。それを楽しみにしているだけです」

「死んでも私は成長を続けますよ。成長は命の印でしょう。死後は命に満ちているから」

ある若い患者さんは、生きてきたことの意味を反芻していました。そして、彼を手厚く介護していた妻や友人たちに、こう言ったのでした。

「僕に残っているのが愛だけになったら、僕を解き放ってくれ」

健康な時に享受していた自由をすべて失った時に、「人を支え、愛するための自由だけが意味ある自由だった」と言いたかったようでした。

絵で対話する子供たち

子供たちは、意識や言語化ができない深い気持ちや身体で感じていることを、絵を描くことでより自由に表現できるようです。

私が、エイズを発症した子供たちのための診療所で働いていた時のことです。待合室に来る子供たちに「何か描きたい？」と聞くと、私が何も言わずとも、どの子も自然にマーカーを手に取り、無地のインデックスカードに絵を描き始めるのです。

彼らの絵には、その時々の心情がありありと表れていました。恐竜が火を吹いているような不安や恐怖心の印象、身体の中にウイルスがいる感じ、家族関係の様子など、驚くほど雄弁に心象風景を絵にするのでした。

彼らの絵を見て、その物語を話してもらいます。

「それは、何の絵？　どんな感じ？」

描いた子の居場所を確かめもしました。

「この絵のどこに君がいるの？」

私が見せてもらった絵の中に、一人で中央に立っている人物像の顔を最後に塗りつぶしてしまった子がいました。最初に「これは宇宙人」と言ってから、後でそれが自分なのだと言うのです。病気に変えられ、自分（の顔）が誰なのかが分からなくなったような体験を、宇宙人になってしまった自画像に描いたこの絵に私は強烈な衝撃を受けました。患者さんたちの自己喪失を察する指標になりました。

沈みゆく豪華客船が真っ二つに折れた絵を描いた子もいました。タイタニックだと言います。「この絵のどこに君がいるの？」と聞いてみると、船から海に落ちている小さな蟻のような人を自分だと言って、「あああ～～！」と、落ちる時の叫び声をあげてみせるのには驚きました。自分が感じている恐怖を、絵を介して喩え話とし、その叫びを身体で表現したのです。

子供たちは、大人よりも鋭敏に知られざる「死」という結果を恐れます。絵による表現が彼らを力づけることを知りました。彼らの一番の恐怖は親が去ってしまうかもしれないということ。親御さんたちには、何が起きても必ず一緒にいることを、子供たちに言葉や態度で伝え続けるよう励ましていました。

縁側問答

金沢市にある金沢歌劇座の脇に、石川国際交流サロンという美しい庭園のある元邸宅がありま す。いつも芸術家たちの作品が展示されている施設です。ある日、私が縁側で庭を愛でていましたら、統括の永江輝代さんが、「縁側」の話をしてくださいました。庭に面した戸を開け、居間の障子を閉めると、縁側は庭の一部として「戸外」になる。しかし、庭に面した戸を閉め、障子を開けると、そこは居間の一部として「戸内」になるというのです。

私はこれに、ホスピスケアを受ける患者さんたちがよく、「自分がまだ生きているのか、もう死んでしまっているのかが分からない」と口にされていたことが連想され、驚いてしまいました。死を間近にする人たちは、まるで縁側にいるようなのです。

生死の狭間で、「自分がどこにいるのか分からない」と言う人たちを、ホスピスケアは命の「縁側」で包みます。それまで閉ざされていた戸が死を目の前に開かれたことにも恐れることなく、終末期であるとの診断があっても、内側の障子を閉めることはせず、いずれの戸も開放したままにして、「戸内」か「戸外」かの区別なく、すべてに心の目を開いて、よく生きるために支援するのです。庭に面した死の神秘への戸、生から隔てる障子を固く閉ざそうとする時、それは私たちが慣れない不快感や恐れから身を守ろうとしているかのようです。ホスピスケアを受ける患者さんたちの実体験に招かれるよう縁側から生死を見てみると、「生きる／死ぬ」という言葉の身体的、物理的な次元を超えて、すべてがつながっているように見えるのです。まだ見ぬ「庭」をどのように想起することができるでしょうか。

自由になる決意をした人

ローズは、五十三歳で癌の末期にある診断を受けた時、自分の人生が終わったと信じて失望し、家から外にも出られないほど落ち込んでいました。それがある日、「死ぬまで落ち込んだまま生きていたくない。思い切りよく生きたい」と思い立ったそうです。明るく好奇心全開な人でした。私との話でも私の背景を知りたがり、「あなたの撮った写真を見せて」と興味を示しました。

ローズに見せるのは、飛行機の窓から撮った空や雲の写真がいいかなと思い、次の訪問時に数枚プリントしたものを見せると、ローズは三枚を選び、喜んでいました。次の訪問では、その写真が箪笥《たんす》の上に立てかけられていて、「毎朝起きて、その朝の気分で一枚選んで、それを見て瞑想しているの」と言うのです。生きる励みや安らぎになる材料を見つけて楽しんでいるようでした。死ぬことについても、「死んだことがないから、どうなるのか興味ある。これは私にとっての新しい旅。旅先が楽しみ」と言いました。

その次の訪問では、好んで集めた美術ポスターを次々に広げて見ていました。誰への贈り物にするか決めていると言うのです。「壁にかかっている額や置いてある物の裏を見て」と言うので見てみると、どれにも小さなステッカーが貼ってあって、家族や友人の名前が書いてありました。自宅から人に物を持っていってもらっているとローズが言う通り、訪問のたびに、アパート内は物がどんどん減って、空いていったのでした。ローズの主体的な自由の探求の成果でした。ローズは安らかに亡くなるまで、それまでの生き方からの解放と、生きる自由を見せてくれました。

終末期には、身体的、あるいは精神的な機能の低下によって、自らの身体や意識さえ自分の自由にならない、思い通りにならないことが苦痛になります。「したい」「できる」「ほしい」を得る自由が限られることで、その価値や必要性が「再検討」されます。それまで一番大切だと思っていたことが大した意味もない必要ないことだと気づいたり、それまであまり気に留めていなかったことが大切になったりと、慣れ親しんだ優先順位の付け方が大きく変わるのです。

「したいことができる自由」を失うまいと闘っていた人が、そのような闘い自体の苦しみから自由になりたいとの願いに心の場を移すことがあります。また、それまで自分を縛っていた願いや必要なものが徐々に落ちて、自由になってゆくこともあります。概して西洋では個人の人権意識が高く、「自分のしたいことができる自由」が尊重される一方で、東洋では「願いや欲は心を縛る」とも見て、「したいこと、ほしいことから自由になる」ことを重視する思想があります。

こうした変容は、新たな価値に「自由にされてゆく」ようでした。それまでの価値をつかんで放さない自由と手放してゆく自由、得る自由と失う自由が、人の心の内で対話しているかのようです。

「私たちに、変えられないことを受け入れる平穏さと、変えられるべきことを変える勇気と、その（変えられないことと変えられるべきことの）違いを見分ける知恵が与えられますように」 ラインホールド・ニーバー（神学者）

アルコール依存症や麻薬依存症の匿名共同体で長年採用されてきたニーバーのこの「平穏の祈り」は、宗教の有無に関わらず、ホスピス患者さんの多くにも知られ、話されてきました。変えられないことと変えられることの違いを見極めることは、よく生きるための一つの要であるようです。

再結晶する希望

予期せず余命が限られ、死を迎える準備などない時には、圧倒されて何も望めないように思われることがあります。ところが、耐えられずに死期を早めようとする人であっても、苦痛を起こす総合的な痛みや症状の緩和とともに人の支えを受けると、生きていることについての、全く想定していなかった新たな見地が開け、生をどう締めくくれるかを大切な人たちと探究する過程そのものに深い意味や尊厳、再結晶するような「希望」を見出した人たちを、私は何度となく目撃してきました。人生の最終章で、その人の希望が全く姿を変えて表れることがあるのです。

ある若い患者さんが、最初にお会いした時から、若くして死なねばならないことに憤っていました。話し合いを重ねたのですが、「望みなどない」と言い、ホスピス緩和ケアの在宅訪問を受けながら、彼は私の定期訪問を、自分のやるせなさや怒りを表出させることに使っていました。

彼の死期が差し迫った頃、たった一度だけ「希望」を口にした彼の言葉の深い意味に驚かされました。「僕の唯一の望みは、このこと（自分が死にゆくこと）から、何か良いものが表れ出ること」――そう言ったのです。

彼が亡くなった後、一手に彼を介護していたお姉さんから、死の前日、「愛しているわよ」と彼に言うお姉様の声を聞き、「僕も愛している」と言葉を返す力と意識が彼にあったことを聞きました。その翌朝、彼は静かに亡くなったそうです。

彼が望んだ「良いもの」とは、死を前にしてもお互いの気持ちを確かめ合えたことでしょうか。失意の中から生まれた彼の深い望みが、言葉で定義できない「良いもの」についての問いかけを残してくれました。この問いかけを覚えていることが、お手伝いする人への姿勢を深めました。

「**希望は楽観主義とは同じではない。何かがうまくいくだろうという信念ではなく、それがどういう結果になろうと何かが道理に適うという確かさだ**」ヴァーツラフ・ハヴェル（元大統領、劇作家）

どんでん返し

家族から「飲んだくれ」と言われ、一切の連絡を絶たれ、一人で暮らしていたミルトンのことが思い出されます。彼は完全に孤立していました。そこへある日、彼の家族が訪ねてきたのです。家族には見放されたと信じていた彼にとって、全く予期しないことでした。家族との和解を喜ぶ彼の和やかな顔は幼な子のように輝いていました。彼はもう、飲んだくれではありませんでした。私には今も、あのときの柔らかな光が、どこか頑なになりがちな心のどこかを照らし続けているように感じられます。

その人が生きてきた性格や価値観が、その人の最期の体験の仕方に反映される側面がありますから、その人がどう生きてきたかを知ることは重要です。しかし「人は生きてきたように死んでゆく」とよく言われることを、私は「参考にする」程度に留めるようにしています。人の生き方が「転じて帰結する」どんでん返しのような瞬間に何度も驚かされたからです。

先入観があると、死を前にして初めて表れるかもしれない可能性を抑えてしまうことにもなります。人の終末期には、生きてきたことや死にゆくこと、生き方や自分らしさの意味が変わることがよくあります。それが人生の集大成のようである一方、新しい側面も表れるのです。「このように生きてきた人でも、最期は、人が変わったように死んでゆける」という秘められた可能性も、自然に招き寄せられる季節なのです。私の元職場では、「疾患の治癒がない時にも、健康な時には体験できなかった癒しさえ起きますよ」を合言葉にしていました。

目による視力からの卒業

ある人が、視力の衰えを嘆いておられました。自由や世界さえ奪われるようで、苦痛になるのも当然なことです。心が「まだしばらく見ていたい」という思いに反して、身体が「目の仕事が終わりそうだ」と言うのですから、心と身体が折り合えずに喧嘩するのです。喪失の嘆きを、しっかり受け止めながら、「視力を失った目」「役に立たない目」「見えない」という意味づけを否定することなく、「目で見てきた役割が、それを全うする時」「心の目への明け渡し、昇進」という意味づけを足して、こんな風にも励ますことができるでしょうか。

「まだよく見ていたいと嘆く心を優しくいたわりながら、これまで長年よく働いてくれた両目の功績に感謝し、讃えてあげてください。よくやったと。今起きている変化は、目で見ることに頼らねばならなかった次元から、目では見えない、心の目でしか見えない次元に卒業、昇格することかもしれません。今まで身体の目に遮られていたかもしれない何かに心の目を注ぐことが、下準備になるのかもしれません。黙祷の世界で（神を信じる人には「神様と」）、あなたが慕う亡きご家族やご友人たちの霊魂と対峙される時に、何があなたの心の目に見えてくるでしょう。彼らも見られようとして、あなたに会いに、あなたの心に姿を現されるかもしれません」

陣痛に変える比喩の力

誰でも困難な人生の局面を克服してきたことがあるはずですが、今直面させられている苦痛の「引力」の仕業で、私たちが体験から学んだ知恵を思い出せない場合があります。その人が身体で実感したことや自然の様相にたとえて問いかけてみると、囚われていた狭い「獄」の外に視野が解かれて広がり、苦痛が何かを生み出すものへと変わるのです。

「それは、どんな感じなのですか?」「このような感じなのでしょうか?」と、その時に浮かぶ印象があれば、話を振ってみます。「まさにそう」あるいは、「近い感じですが、ちょっと違うような」「そうではないかな。こんな感じなのです」などと探究心がそそられて、的確な言葉が浮かぶこともあります。

これまで出会った患者さんたちが話してくださった、人生の印象には、次のようなものがありました。

旅路、道のり、航路(巡航、難航)、遠泳、マラソン、冒険、巡礼、帰宅

学校、修行、戦場、レスリング、ボクシング(リング、トレーナー)

演劇、踊り、舞台(足取り、振り付け、一緒に踊る人たち)

創作、作品、本、音楽(楽章、音調、調律、調和、共鳴、協奏、作曲、指揮)

季節の移り変わり、海に流れ込むまで流れる川、陣痛を通して産み出す子宮、贈り物、恵み

その人が対話で思い起こす場所の印象を、想像してみてください。旅路であれば、そこから見える光景。マラソンであれば、登り坂、下り坂、最後のコースを走っている姿。戦場やレスリングであれば、闘っている相手は病気か、運命か、自分自身か。傍で支えてくれている人に何を望むかなど。音楽の好きな人には、好んでよく聴いた音楽の最後の終わり方の印象など聞いてみます。その閉じ方のどのようなところが好きなのでしょう。「今、あなたの人生で大切な最期の楽章を、作曲してゆく時期なのかもしれませんよ」などと主体的に有意義な体験をどう見つけてゆけるか、望みを表現するよう励ますこともできるでしょう。こう持ちかけたこともありました。

「ある人が、小さな子を連れて音楽の演奏会を楽しんだ後で、その子に『どうだった？　終わった音楽はどこに行ったのかなあ』と遊び心に聞いたところ、その子は胸を指差して、『聴いた人たちの中に残っている』と答えたそうですよ。あなたの命の音楽を、聴いた人たちの内にどう残したいでしょう」

演劇やミュージカルなどが好きな人には、台本の変更が余儀なくされる時に、誰がそのような変化をもたらしているのかを聞きました。舞台監督として、その舞台の主役や脇役など、役柄を決められるとしたら何を望むのか、舞台は一つだけなのか、などといった問いもありでしょうか。違った文脈や物語の展開で、期待されることや全うしたいこと、望むことが新しい視野で見えてくることがよくあります。

向かい風

患者さんたちに、「今日はどうされていますか。何か気がかりなことはありますか」といった定番の挨拶だけではなく、「今日の旅路で、あなたはどこにおられますか？　あなたの場所から何が見えますか？」といった聞き方をすると、心象風景を話してくれる人がいました。

ある日、七十二歳のパトリックに会うなり「今日の風はどうですか？」と聞いてみました。

「おお、風かね。(笑う)風のことはよく知っているよ。今日は向かい風だ」

「向かい風なのですか。困りましたね」

「向かい風は苦手だ」

「何が苦手なのです？」

「手放すことさ。手放すのが苦手なのだよ」

「何を手放そうとしているのですか？」

「自分の命をまだ思うようにしようとしているのだが、できない。手放せないね」

「あなたの旅路は、大変なものですね！」

「そうなのだ。重大なことで詰まっている感じだ」

「そんなに詰まっているのですか！　あなたが思うようにしたい重大なことの優先順位は決められそうですか？　詰められたものが、あなたの思いを超えて、姿や役割を変えそうでしょうか」

こんなやりとりが起きて、人生の旅路で行き詰まったパトリックの思いが整理され、何を手放せるかに少しずつ気づいていかれるようでした。向かい風も、その時には凪《な》いできたようでした。

独楽《こま》の一生

その日、自宅でホスピスケアを受けていた八十七歳のジュディーは、話しながら手に持っていた、小さな木の独楽を見せて、こう言いました。

「この独楽は、もう役立たず。他の独楽と一緒に遊ぶことができないでしょう。残った独楽を孫にあげようと思ったのだけれど彼は興味がなくて。独楽を感謝してくれる誰かにあげれば良かった」

しばらく黙って独楽を見た後、私に手渡すと、「これ、回してみてごらんなさいな。止まったら、すぐにまた誰かが手に取って回す。そういうものなのよ」

そこで私は、こう返してみました。

「この独楽に、あなたはあなた自身を見ておられるのですね」

ジュディーは、黙ってうなずきました。人の手から手に渡って回され続ける独楽のように多くの局面があったと、ジュディーの人生の振り返りが始まりました。

ジュディーは、自分も出会った人たちを独楽のように回していたことに気づきました。回すことで独楽は独楽であり続けること、止まっている独楽を見つけてはそれを回す時があり、続けて回してくれる人たちを集めてくる時があったこと、人が人を生かし合う生き方について、話は深まりました。そして彼女は、たくさんの人たちが回し合い生かし合う出会いの流れの中に自分を再発見されたようでした。

最後には、ジュディー自身の独楽が回っていないように思われていた今、誰かの独楽を回せないのか、気づかないうちに回しているのか、今でなくても後で回すことになる「動きの種」になるように残しておける何かがあるのか、そのような想像の視野が開けてきたようでした。

ジュディーは、この訪問の翌週から眠る時間が増えて、自然に生を全うしました。家族もおらず、ホスピスケアの訪問看護が最期まで付き添いました。息を引き取るまでに、回せる新しい独楽を見つけられたのか、回っていないと思われた自身の独楽が回っている次元に心の目が開かれたのかは、分かりません。それでも、あの日、ジュディーが独楽を見せてくれたことで深まった対話は、目撃した私の心の内に覚え書きのように今日まで残っています。

命の川に浮かぶ舟

「まるでこのベッド、舟のようですよ。あなたを導く川の流れが感じられますか」

クリストファーのベッドの両脇で彼の妻と娘が彼を見ていた姿が、川の浅瀬で舟を両脇で支え、優しく川に流そうとしているかのように見えたのでした。それを聞いた彼は好奇心たっぷりに、川のせせらぎに耳を傾けてみるような素振りを見せます。両脇の二人も、彼の命が優しく海に向かって導かれてゆく様子をベッド上の彼に見て、彼の舟に付き添う川での思いを静かに語られました。

初めて見た海

ある日のこと、長年連れ添った連れ合いを一人で介護していたピーターを訪問しました。ベッド上で寝ている連れ合いのやつれた姿を見る心細そうなピーターが、こんな気持ちを私に話しました。

ピーター「今から起きることを自分がどう感じるのか分からないので、言葉にならないような感じです。彼が死ぬ時に、どう自分が反応するのか、彼がいなくなってから自分はどう生きていけるのか分からなくて」

私はそれを聞いて、それまで体験したことのない未知の領域に足を踏み入れようとしていることが、どんな感じか想像し、その時に見えた印象を彼に伝えてみました。

K「体験したことのないことに不安になるお気持ち、察します。あなたの今の状態は、まるで海を見たことのない人が、初めて海岸に立たされて、『これは何だ?』って、途方に暮れているようですよ。あなたが少しずつ水に足をつけて、海を体験する準備をしていけるように、私たちのチームが支えます。彼の死後は、チームの死別悲嘆カウンセラーが、あなたの浮き輪にもなりますよ」

するとと彼は、その喩えに興味をそそられ、海岸に立つ自分を想像しているようでした。

翌週、彼を訪問した私に、彼はこう言うのです。

ピーター「水が膝まで来ている感じです」

K「そうなのですね。水に入られたのですね」

ピーター「はい。少しずつですけれど、慣らしています」

その翌週、「水が胸まで来ました」と彼は落ち着いてそう言ったのです。「それは、どんな感じですか？　水を感じながら、立っていられる感じですか？」そう返してみました。「はい、少しずつ、こういうことなのだなあと自分なりに体験しています」。

彼の連れ合いが自宅で安らかに亡くなったとの知らせを受け、私はピーターに電話をして死を弔い、「これまであなたに仕えさせていただいたことは、誉れでした　It was an honor to serve you.」と彼に言いましたら、彼はホスピスケアのチームによる支援を感謝して、こう言ったのでした。

「少しずつですが、どう泳げるのかを学んでいます。私が泳いでいけるように、今まで私を準備してくださって、ありがとうございました」

死にゆく先を望み見た人

コロナ禍で訪問ができない中、ある日、八十九歳の女性リタの思いや人生経験を電話で聞きました。リタの家族は遠くに住んでいて、稀にしか来ないそうです。身体が弱ってきているので、自宅で一人、気持ちも塞ぎがちなようでした。

リタ「健康には問題なかったのに、それが今になって、こんな病気を持って生きることになるとは。これがどういうことなのか、どう考えたらいいのかも分からなくて、疲れてしまっていて、痛みも多くて。今日は大丈夫だけど」

K「健康に生きてきたあなたにとっては大変ですよね。今日大丈夫なのはいいですが、大丈夫でない時は、どんな感じなのですか。痛みが多いとのことですが、痛み止めの薬の効果は、どんな感じなのです?」

リタ「薬は痛みを和らげはするけれど、取り去ってはくれないわね。それでも痛みの角を落としてくれるから、薬は受け取るわよ。それが私のもらえることのすべててならばね」

K「痛みが和らぐのであればよかった。あなたが今受けている支援については、どう思っているのですか?」

リタ「自分がよくつながれる人を見つけることはできたの。友人たち、家族、そしてあなたたちホスピスケア。とても心地良い人たち数人に会いましたよ。『これしてくれる？』って彼らにお願いするのも、気兼ねがないわね。私のことを本当に大切にしてくれるから。彼らがいなかったら、うまくやっていけない。私は彼らに、愛しているわよって言うの。愛されているって聞く必要は誰にでもあるでしょう」

K「そんな良い支えがあるのですね。あなたが、あなたのことを大切にしてくださっている人たちに愛していると言える、なんて美しい！」

リタ「病気を持って生きていると、繊細になるのよ」

K「病気のことを、あなたは『繊細になる機会』にしているのですね。あなたから愛を伝えられている彼らも、繊細になるようあなたに励まされているようにも思いますよ」

リタ「そう頻繁に聞くことができないでしょう。『それはいいことだよ』って。思い起こされ続けるって、必要不可欠ね」

K「あなたは今、私にも思い起こす機会をくださいましたよ。人に思い出させる、思い起こされる、両方どれほど大切なことでしょう」

リタ「他のことで私たち、忙しくしてしまっているから。それに、ふだんはそれほど考えていないわ。だから、彼らと話をする時には話の最後にいつも『愛しているわよ』って言うのよ。愛は限りあるものではないし、もっともっと、もっとある。とっても活気があるもの。人生には他に何があるというの？　愛がなければ、何も持ってはいないのと同然。自分のことだけじゃないってわけ。他の人たちのことも大切だから。お互い傷つけ合っている人たちは、愛されていると感じていない人たちなのね」

K「そんなに貴重な知恵を、あなたは温めてこられたのですね」

リタ「私の母が私に『誰かの助けになれることがあったら、それをその人に言うのはタダでしょ。そうしてみたら?』って。私にとって一番大きな教訓だったわ。私がとても若かった時に、そう教えてくれたの。今それを私自身に当てはめられるわね」

K「お母様の霊が、ちゃんと生きておられるみたいですね」

リタ「そう。母は私と、いつもここにいるわ。自分に価値があるなんて思えず諦めそうになった時に、『私には価値がある』って言ってくれて。その時、私、とても驚いたの」

K「それは、命が救われるようなことだったのでしょうね」

リタ「そうなの。私の病気のことを家族が知らなかった頃、彼らは私に怠け癖があると思っていて……私は病気で気力も残っていなかったから、説明するのも面倒で、理解してもらおうともしなかったの。最近になってやっと私が病気を患っていたことが分かって、気の毒がっているのが、これまで理解されてこなかった分だけ、私には本当に嬉しくて」

K「和解の機会として、それほど大きな驚きになったのですね」

リタ「本当に。何歳かなんて関係ないわね。遅過ぎることなんてないのよ」

K「和解の体験をそのように聞く私も、励まされます。あなたのお母様がこの会話に登場して、あなたが大切にしておられることを見せてくださったみたいですよ」

リタ「母がいなくて寂しくて。母が見えて、母がいてくれていることを感じていないといられなくて。別の次元なのかしらね、母や愛する人たちとまた一緒にいれるのは……最近、本当に最近なのだけど、私の気持ちに変化が起きて、もう近い感じがするの。今もっと怖くて。これほど怖かったことは今までなかった」

K「怖いお気持ち、どうされているんですか？」

リタ「なるべく考えないようにしようとしているの」

K「今まで体験したことのないことを怖がるのは自然ですよね。私たちは、これまでまだ、死んだこともないし。行ったことのない場所に、初めて旅行するみたいな感じでしょうかね」

リタ「私、パリに行きたかったんだけど、ずいぶん待たなきゃいけなかった！　私が充分大きくなるまで、両親が行くことを許してくれなくて。十八になるまで駄目だって」

K（この展開に驚いて）「じゃあ、十八歳になった時に、パリへ？」

リタ「そう。十八歳になった時に、『よし、行ってもいいよ』って言われて行けたわ」

K「どうでした、パリは？」

リタ「期待以上に美しかったの！」

K「あなたの見たパリの美しさが、まだしっかりあなたの中に残っているのですね！（今のリタに重ねてみて）あなたが死んだ後に行く場所は、パリよりも遥かに美しいに決まっていますよ！」

リタ（大声で愉快そうに笑い出して、それからしばらくの沈黙——）「あなたと話すまで、まだ、とても心配だったの。私がいなくなったら、家族が寂しがってつらい思いをするだろうって。でも向こうには私を待っている人たちがいて、私の場所を温めてくれていることが、分かってもいたの。死ぬことは怖くない。死を歓迎するわよ」

K（この展開に大いに驚き、リタの湧き出る気持ちが静かに包まれるように、しばらく沈黙を流してから）「他には最近、どんな体験をされているのですか？」

リタ「言葉が見つからないことが、もっと頻繁になってきているの。言葉では私、とてもよく訓練されてきたから、失うのが怖くて。手放そうとはしてはいるのだけど」

K「あなたが大切にされてきた言葉は、手放しがたいですよね。（言葉がリタと隠れん坊をしているように思われて）ね、今度言おうとする言葉が見つからなかったら、見つからない言葉にこう言ってみたらどうでしょう。『あなたは長年、私の声になって助けてくれたわね。ありがとう。素晴らしい仕事したわよ！　あなたが出てこられなくても大丈夫。許してあげる』って」

リタ（大声で笑い出す。しばらく笑って、そのうち静かなすすり泣きに）「それを聞く必要がありましたよ。どう向き合ったらいいのか、分からなかったの」

K「私も時間をかけて、今日聞かせていただいたことを繰り返し考え、よく味わいながら、次にお話しする時まであなたのことを覚え、祈っていますよ」

リタ「ありがとう」

第11章 故人の心は「物語」に紡がれる

貴重な瞬間を家族に返す

「かなり近いので、今日か明日に訪問してください」と言われて訪問した七十代の男性ウィリアム。二年の闘病生活を経て、疲れきった戦士のような頬のこけた顔、椅子に身を横たえるのがやっとな様子にも、死期が迫っていることがうかがい知れました。

激しい疼痛を抑えるために昨日から投与量を増やされたモルヒネで、意識を保つことも難しく、話すのもやっとなほど弱り果てていました。一言一言ゆっくりと私の質問に答える彼の言葉は、貴重な宝石のように感じられます。人の言葉を超えた静寂の表現へと移行してきている彼とは、目での対話に心を注ぎました。真っ直ぐに私の目を見る彼の目は、静かにその時を受け入れ、家族への思いに満ちて、悲しみをたたえながら行くその先にも向いているようでした。

彼の開かれた存在に招かれるように、彼にこう言ってみました。

「これから先にも、宿題が待っているかもしれませんよ。家族を見守ってゆくという仕事が」

彼の顔が緩みました。

「ああそうですね」

すると、妻のアナレーナがすかさず彼の手に手を置いて、「あなた、私が死んだら、あなたを探すわよ」と言うのです。彼はすぐにしっかりした声で、「探さなくてもいい。僕がいつも一緒にいるから」。死を超える絆を確認するような彼の言葉の、深い余韻に満たされた沈黙が続きました。

彼の死後、私はアナレーナに電話で「あの時、彼はこう言いましたよね。私にとっても深い感動でした」と言いましたら、「ああ、そうでしたね、そう言ったのでした。思い出させてくださって、ありがとう」。遺族は死別の衝撃に圧倒され、葬儀の準備や家族の接待などに忙しく、心を交わした貴重な言葉のやり取りをすべては覚えられないこともあります。同席した目撃者として、貴重な瞬間だと思われたことを念のために家族にお返ししておくことも、重要な支援なのです。

最期の神聖な別れの場で

もうすぐ亡くなる人を囲むようにベッド周りに家族が集まり、静かに歌を歌っている姿、一緒にいる時間を味わうように支え合いながら家族が日々を送っていた姿に、私は深い感銘を受けました。暮らしの場で死にゆく人を囲んで家族や友人たちの嘆きが包まれ、感謝が溢れ、皆でその人が生きてくれたことを祝えることが日常茶飯事になれば、どれほど私たちの一生の締めくくりは大切にされることでしょう。

患者さんの死が近く家族が立ちすくんでしまう時、見送り見送られる体験が有意義なものになるよう、できることをその場で知らせてみます。何かを読んであげたい、手を静かに握っていたいなどと思っていても、まるで許可がないとしてはいけないかのように、ためらう人もいます。

話しかけてみましょう。

「目を閉じていて意識がないようでも、聴覚は最後まで残るようです。話しておきたいこと、心に浮かぶことなど、声をかけてみてください。一人でそっと話したい時、一緒にいる人たちと全員で話しかけたい時、それぞれを大切に。声に出すのが億劫だったら、心の中で話しかけてみてください。あなたの心の中の気持ちや思いも、聞こえているかもしれません」

手を、そっと握ってみましょう。

「手をつないでもらっていることで、人とのつながりを感じて慰められる人もいますよ」

そっと隣に居てみましょう。

「たとえ同じ部屋に居なくても、あなたの大切なこの方を思う思いが、この方の心を力づけていますよ。そして、この方の存在が、息をしている間も、死後も、言葉なくとも、ご家族への贈り物であり続けること。贈り物を贈り合っていることに、心を留めてみてください」

死にゆく人が寝ている空間は、後々も覚えている神聖な場所です。その人をよく知っている人たちほど、本人の好みや願いに合わせた安らかな空間を作ることができるでしょう。好きだった音楽を静かに流しておいたり、好きだった歌を歌ったり。私の元職場では、死を間近にした人たちを訪問してベッド脇で優しい歌声を聴かせてくれる、「敷居合唱団（Threshold Choir）」の訪問も喜ばれていました。訪問看護チームが「この患者さんが来てほしいと言われていますので、訪問してくださいますか」とお願いするのでした。この合唱団の名前にあるthresholdは、「敷居」の意味であり、死ぬことを「敷居を跨《また》ぐ」と見る表現です。[*16] 旅好きで、水辺が好きだった人の寝ている部屋に、川の流れる音や海の音を静かに流している家族もいました。好きだった料理を作ってその香りを部屋に満たすなど、多様な工夫を目撃しました。

医療者から告げられた想定の範囲を超えて患者さんが生き続けるとき、好んだ音楽をかけることすら「彼をこれ以上引き留めていいのだろうか」と気遣う家族もいました。介護する人が行為の正しさや適切さを気にされる時ほど、最善を尽くしたいと思う心を認め、その心こそが正しい方向にあって、死にゆく人の励みや慰めになっているのではないかと話していました。

別れは悲しく、できれば死んでほしくない、でもこれ以上生きる苦労をしてほしくない。そう惜しむ気持ちに敬意を払いながら、受け止め、支えましょう。死の近い人に、こう語りかけている人もいました。

「私たちは、あなたが行ってしまうのは悲しいけれど、ちゃんと生きていきますから大丈夫。それよりもね、もうこれ以上あなたは頑張らなくてもいいよ。ご苦労様。よく私たちのために生きてくれました。ゆっくり休んでいいからね」

死を前にして起きる必然的偶然

人が死ぬということは、単なる物理的な出来事ではなく、その人が関わってきた人たちの関係を含めて大きな波紋を起こす神聖な出来事です。科学や人の意識の及ばない不思議な出来事も、現象としてではなく家族の体験として耳を傾けましょう。

意識を失った状態の長い人が、亡くなる前の日に突如として意識が明晰になり、家族と話をすることがあります。「終末期の明晰さ terminal lucidity」と呼ばれる、死を前にした覚醒です。「もしかして、この人は回復できるかもしれない」と喜ぶ家族もいます。その時には、「回復しません」などと告げる代わりに、「回復してほしいと思われるのも無理もありません。私の家族だったら、私もそう思うでしょう」と認め、時々見かけられるこの死の前の明晰さについて知らせ、この機会を最期の贈り物として家族で充分に祝うよう励ましてみてください。

これは終末期のリハビリテーションについても言えることです。まだ死別悲嘆に折り合いがついていない家族ほど、「できることをし尽くしていないからこの人が弱ってきているのではないか」と、さらなるリハビリを求めることがあります。医療診断などの情報提供だけではなく、家族の期待値や死別悲嘆をも支えねばなりません。

誰かの誕生日や結婚記念日など、家族にとって特別な日に患者さんが亡くなることもあります。ある患者さんが、もういつ亡くなってもおかしくないほどの浅い呼吸で、驚くほど長く生き続けていた時、介護されていた家族の一人がふと、こう言われたことがありました。

「明後日、彼の亡くなった妻の誕生日だから、その日に亡くなろうとしているのかもしれない」

案の定、見事にその人は妻の誕生日に亡くなったのでした。こうした「必然的な偶然」が家族の記念日に加わるようなことが、時々ありました。私たちには計り知れないところで、意識か意図なのかが働いていることを実感します。

ちょっと席を外した時に亡くなる人

人が亡くなるタイミングについては、神仏を信じている人たちが「神様の定められた時に」と任せて安《やす》んじておられる一方で、そうした人たちでも死ぬ瞬間にその場に居合わせたいと願うのも人の常。「ちょっとコーヒーを飲みに席を外した時に死んでしまって。部屋に戻ったら、もう息をしていなかった」という話も、何度か見聞きしました。そのため、死ぬ瞬間については、前もってこんな話をしていました。

「死ぬ瞬間については、ご存知かもしれませんが、家族が皆集まっている時に安心したように亡くなる人もいれば、ちょっと席を外した時に亡くなる人もいるのです。あなたの願いとは別に、いつ死ぬかには、亡くなる人の『私的な秘密』があるようです。今のうちに言っておきたいことを話しておくことですよ」

患者さんが亡くなる時のことを話せる家族には、このような内容を伝えておけるでしょうか。「あなたの大切な人が亡くなる時は、あなたの時間ですから、あなたが必要なように過ごしてください。しばらくあなたがベッド脇で佇んでいたいと思うことや、ご家族らが着くのを待たねばならない時もあるでしょう。誰もあなたを急がせることはしません。私たちは控えております。支えの必要な時には、いつでも連絡してください」

(これとは別に、基本的には六時間以内に葬儀屋に来てもらい、遺体を運び出してもらうことを勧めていました。私たちは、葬儀屋とも連携しながら家族と連絡を取り合うようにしていました)

私の元職場では、入院病棟で患者さんが亡くなると、しばらくその部屋で家族だけが佇む時間を尊重するのに、亡くなった患者さんを包む真っ白なシーツの上に、色彩美しい花びらをボランティアが撒いて飾りました。その人が生きたこと、神聖な死の瞬間へのホスピス病棟の敬意です。滝田洋二郎監督の映画『おくりびと』に観られる亡くなった人への敬意にも、ここニューヨークで多くの人たちが感動し、ホスピスケアで働く同僚たちも盛んに話題にしていました。

「死んでしまった人」との対話

私たちが何かを「好む」「好きだ」「誰かを慕う」と表現するとき、日本語や英語では自分が主体です。ところがイタリア語などロマンス語族では「これが、私を好ませる」「この人が、私を慕わせる」というように、思いの対象が主体。人を、好みや慕う思いが起きる場所とする発想です。

ご家族の「慕う人の死への嘆き」を支えつつも、「亡くなった人が、あなたをどう慕わせているか」という話をしてみましょう。これは、嘆きの主体を亡くなった人と分かち合う視点です。

コロナ禍で病院での面会制限が厳しかった時、家から病院に移され、期せずして亡くなった夫に「別れの挨拶もできず、死ぬ時に一緒に居てあげられず、葬儀さえできない。あの人が生きている時に感謝しておけば良かった」と、電話口でその悲痛を訴えた人が、胸の内を十分に話すのを支えてから、最後にこう励ましてみました。

「あなたが彼のために何もしてあげられなかったと、彼を思う気持ちを、彼は理解して感謝しているはずだと私は思うのですよ。彼に呼びかけてみてください。ぜひその感謝を彼に伝えてみてください。あなたの心は彼に届いて、聞かれていると思うのです。あなたがその言えなかった感謝を生きることこそが、供養にもなるでしょう」

それまで生死を隔てる戸に向いていた彼女の心は、慕う彼に向けられ、彼との関係の「失われない側面」に深く心を留めておられました。死の近い人に付き添う家族や介護者には、「しなければならないこと」だけでなく、「居ること」の意味深さを伝えましょう。互いの存在がどれほど意味のあるものか、日頃私たちはほとんど意識できないままでいます。

また別の、ある日のこと。年老いたロンさんが、幼少期からの人生経験を話されました。その中心にあったのは、怒りっぽく攻撃的な父に深く傷ついていたこと。ところが父が亡くなると、解放されたかのように自分の傷を人に言えるようになったそうなのです。人の死が遺族に新しい戸を開くようだという その話に、ふと湧いた好奇心に促され、私は彼にこう聞いてみました。

「あなたのお父様が、そのような人であったこと、それも彼なりの生き残るための術だったと、今は思われるのでしょうか」

彼は興味深そうに、しばらくこの問いかけを反芻すると、「あのような父だったのに、その父を今は愛することさえできるようになったのだよ」と語り、私はますます驚きました。そこでさらに、こう問いかけてみました。

「もしもあなたのお父様にとっても、死が生存中の苦痛や重荷からの解放であったとしたら、そして、解放されたお父様の霊が今、生きておられた時とは違って、あなたに心開いてこの対話を聞いているとしたら、お父様に何を言いたいですか？」

この問いかけに彼は驚いて、自分の心に問うてみることが嬉しそうでもありました。

「『私があなたを必要としていた時に、どこに居たの？』そう私は父に言いたいですね」

そう笑顔で言われた彼の言葉が、そこに同席していた人たちの顔に深い思いと笑顔をもたらしました。彼はこの言葉を、お父様の生きていた時には心の内に抑えていたのでしょう。長く出て来られなかった本当の気持ちが、開かれた心と耳に励まされて聞かれる場を得て、心の引っ掛かりが解かれたようでした。

女優だった患者さんの告別式で、彼女と親しかった家族や親友たちが詩を読み、思い出を語り、ピアノやヴァイオリンの演奏をして彼女を偲びました。式の最後に、この女優が人生の舞台を生きて、そこに集った人たちの心に深い印象を残したことを祝うことにしました。一つの椅子を前に置いて、「ここに彼女が座っているのを想像してください。彼女が演じ切った人生の舞台に感謝して、彼女に拍手しましょう！」そう呼びかけると、出席者全員が総立ちで拍手喝采が起こりました。何人もが「ブラボー！」と歓喜の声を上げ、盛大な拍手がしばらく続くのに涙が止まりませんでした。

亡くなった人がいつも居た場所にも、私たちはその人を想い、その人の存在を感じることがあります。語りかける場所にもします。イタリア系の老舗で、いつも店先の椅子に座って客の相手をしていたロマナが亡くなった後も、同じ場所に置かれた椅子が、あそこに行くたびにマリナの姿を彷彿とさせます。

日本では仏壇や神棚で故人を想う慣習がありますが、ここニューヨークでは宗教的な慣習とは別に、アパートの片隅に「祭壇」のような、亡くなった人との「接点」のような場所を設けて、写真や遺品を綺麗に飾っている人たちを多く見ました。亡くなって人は生活から消えるのではなく、一緒に居てくれているという表現なのでしょう。遺灰の壺を埋葬せずに、そのような「祭壇」に飾っている人たちもおられました。

私の従兄弟の直樹ちゃんが、祖父母の墓参りに連れていってくれた時、こんなことを言ってくれました。「お墓は玄関なんや。戸を叩いたら降りてきてくれる。ここに気持ちを運んで来ることが神聖なんや」。

悲しみとの友情を深める

「悲しみ嘆くことは、失われた人を慕う人の自然。あなたが慕う人へのあなたの愛。解決するべき問題ではないですよ。悲しみと、どうつき合ってゆけるのかを、私たちは人生の最期まで学んでゆくのでしょう。あなたの嘆く心に、いろんな表情が感じられるのも、あなたの心の旅路。ただ、私たちの胸の内は、海のように深いですから、予期しない時に大きな波が打ち寄せて、圧倒されるようなこともあるかもしれません。それが心身の健康や社会生活の支障になりそうな時、気持ちを整理したい時などありましたら、ご一報ください。死別悲嘆カウンセラーが支えになります」

悲しみ嘆くことは、単なる感情表現や症状では片づけられない「人間らしさ」。無理に克服して忘れようとするのは不自然でしょう。弱さや恥でもなく、正誤や良し悪しを評価して比べられるものでもなく、皆に通用する「正解」に合わせるものでもありません。「今回の死別は、これまで体験してきたのとは違う」のも、当然のこと。その人との関係や、今自分の置かれている人生の季節や生活環境などによっても、悲嘆の体験は様々です。自己の内に起きた大きな変化への反応という意味では自分自身との関わり方でもあり、他者や社会との関わり方でもあります。

亡くなった妻を慕い嘆くことを通して「関係を続けている」という人もいました。それが彼の生き方でした。話しながら彼は、嘆くことを通して妻との絆が変わり続けてもいることに気づいていました。私もその彼の物語に招き入れられ、情景を想起させられながら、生前の彼の妻のお人柄に触れられるようでした。私は彼に、「奥様に、会わせてくださった」ことを感謝しました。

「あの心痛む体験に、私は人生全体を操作させません。あの時はあの時、今は今。泣き続けることも喜ぶこともあって、両方ともなくす必要はありません。両方続きます。でも、今の私の生活や人生を独占させません。人生体験の一部です」。そう生き方を表現する遺族の言葉も聞きました。

遺族の話は、外と内の戸が開かれた「縁側」で聞く声のようです。死んでしまった人たちが、

「庭」のほうから「居間」へと、「生きていること」を時々後押ししてくれているようにも思うのです。私たちは誰しも、縁側で生きているようにも思われます。

葬儀などが終わり、遺族が日常生活に戻って時が経つほど悲嘆の痛みが和らいでゆくように感じられますが、亡くなった人の誕生日や、その人と祝った記念日、一緒にいつも過ごした休日になると、自然にその人の不在が心に大きく感じられます。心に悲しみが溢れて、慕う人が話しかけてくるように感じられることもあるでしょう。

そのような特別な日を、思い出を共有できる家族や友人たちと前もって準備すると、慕われる人を一緒に祝う時にもなるでしょう。言葉を失い、何も考えられない日には、一人で居たい時があり、何も言わずに寄り添ってくれる人に力づけられる時もあるでしょう。

亡くなった人をよく知っていた人たちと食事会をすると、分かち合われる物語に、亡くなった人の存在を感じ、その人が時を超えて教え、励まし、慰め続けてくれるような体験をします。考古学の発掘のように「掘り起こされて」、貴重な瞬間が思い出されもし、話せなかった思いが解かれて出てくる時もあります。

悲しみを、あなたの心の客間に迎え入れてみてください。その悲しみと一緒に座って、話を聞いてみてください。「悲しみ君、また来たのだね。今日は何か言いたいことがあるのかな」などと、つき合いの長い悲しみを、旧友の表情を見ながら語り合うように、受け入れられるでしょうか。

終章　いのちは続いている

一期一会

ろうそくの火が尽きるまで燃えたことを、祝うことができるでしょうか。受け取ったその火は、私たちの一部になり、失われず、様々な形で私たちを驚かせます。私たちは、灯されたいのちの火を、どう私たちの「息の内」に生かし続けることができるでしょうか。

今まで誰かと共演してきた人生の音楽演奏が終わった後、一緒に演奏してきた「音楽」の余韻や残響は、「演奏」した人たちに託された遺産のようです。私たちが覚えるほどに、共に生きた音楽が私たちの生きる旅路に同伴しているようにも思われます。

古今東西、作家や詩人なども、死を超えて残る人の命を語りました。

「かつて私たちが深く楽み愛したことは、決して失われない。私たちが深く愛したすべてのことは、私たちの一部になるから」 ヘレン・ケラー（作家、活動家）

「私たちが後に残す心に生きることが、死なないということ」 トーマス・キャンベル（詩人）

ある七十一歳のＡＬＳの患者さんを私が初めて訪問した時、すでに彼は話すこともできませんでした。ベッド上でこちらを見る目は静かで、不安気も懐疑心もなく落ち着いていました。夫人の悲嘆を支えるべく裏の庭で話を聞いてから、彼のベッド脇で家族と佇むという訪問を、私は続けていました。

夫人の話によると、彼は何事にも関心を持つと学ぶ情熱がすごい人で、この難病を患うこと自体も学びとして受け止めてこられたとか。それまでの健康や活発な生活を失ったにもかかわらず、淡々と病と生きてきた彼の姿勢に驚かされました。

夏の日差しの強いある日のこと、訪問してみると、彼の意識ははっきりしていました。ベッドに横たわる彼の目がじっと私の方を見ているので、私はベッド脇にしゃがんで彼の目線に目を合わせました。深い思慮と包容力と好奇心と信頼に満ちた目です。その目に招かれるように、私は彼に捧げるようにこう言ってみました。

「あなたの命は、あなたが共に生きてこられた奥さんやお子さんたち、友人たちや同僚たち、あなたに触れられた人たちの内にも生きているのですよ。あなたの命はあなたの身体よりも、このベッドよりも、遥かに広くて深いのですよ」

すると、彼の目が潤んできて、悲痛でも悲壮でもない深い泣き方をされたのです。ベッド脇に立って見ていた夫人は微動だにせず、泣かずにはおられない彼をそのまま抱擁するように、優しく、「泣きなさい。泣くのはいいことよ」と言われるのでした。

夫人は私を別の部屋に案内すると、花柄の壺を見せて話をしてくださいました。

「これを私たち、『思い出の壺』と呼んでいます。彼のことを思い出すたびに、私や子供たちが紙片に書いて、この壺に入れるのですよ。時々、中に溜まった物語を読むのを楽しんでいます」

彼が亡くなった後、遺族へのお悔やみが心に浮かんで、記して送りました。

「彼があなたの人生の旅路で泉にもなり、あなたの心が枯れそうな時には、潤してくれますように。彼の泉に何度も戻っては、あなたが新鮮な勇気や知恵、そしてあなたへの彼の愛を見つけられますように」

虹色に光る帯の旅立ち

「芋虫が世界の終わりと呼ぶものを、師は蝶と呼ぶ」 リチャード・バック（飛行家、作家）

グロリアは、私が半年以上訪問していた九十四歳のイタリア人女性。ある日の訪問で、「いつも夕方の四時に小さなグラスに少しだけブランディーを飲む習慣だったのが、飲むのをやめた時に、死期がいよいよ近いと分かりました」と娘さん。この日は、もう意識を保つのがやっとなグロリア。しばらくそばにいて言葉をかけ、娘さんと話しながら佇んでいました。

見ると、グロリアのベッドシーツも枕も、色とりどりの美しい蝶の模様をしています。蝶は芋虫から姿を変えるので、死後の生まれ変わりを象徴するイメージとしてよく使われます。

訪問を終える時に、私が「また来週来ますね」と立ち上がろうとすると、それを引き止めるようにグロリアは、両腕を広げて私に「おいで」と、抱き合うように招きました。こんなに弱ってしまったグロリアに、これほどの力があったかと驚くような力でグッと私の身体を引き寄せると、「今までありがとう」とだけ言いました。別れの挨拶のように聞こえたのですが、私の心がそれを実感するのを拒んでいたようでした。身をほどく時には、もうグロリアは目を閉じて寝ていました。

グロリアは、翌週を待たずに亡くなりました。それを聞いて初めて私は、あの抱擁と言葉がグロリアの別れの挨拶であったことを悟ったのでした。あのように、しっかり別れの挨拶をして亡くなったグロリアの気概に感銘を受けました。

死にゆく人は、身体の実感で死期を悟ることがよくあります。本人を守ろうと家族が隠していても、別れや嘆きに直面できていない時にも。

娘さんが、こんな不思議な体験を私に話してくれました。グロリアが亡くなった夜、すぐ隣の部屋で寝ていた彼女の身体を、鮮やかな虹色に光る帯が勢い良く駆け巡り、出て行ったと言うのです。それを感じて目が覚めた彼女がグロリアの部屋に行ってみると、もう息をしていなかったとのこと。「身体から自由になったことを、グロリアはあんな姿で知らせてくれたの」と、感動されていました。

このような神秘的な体験を多くの遺族の人たちから聞くことを通して、命の神秘への私の畏敬は宇宙ほどに深まりました。それは不可思議な現象にではなく、目に見える身体的な死を超え、五感で感じられる次元を超えた「いのちの交流」に対するものです。

あなたにとって、亡くなった人は、あなたの弦に共鳴する響きのようでしょうか。あなたの心の奥底に湧き出ている泉のような感じでしょうか。どのように関わってくれていますか。

森になった人

七十七歳のジョン。いよいよ活動範囲がベッド上に限られて、衰える身体に怯える心情を訪問のたびに話していました。

「このごろなかなか眠れなくて困っていてね」

「それはどういう感じなのですか。何か安らげないことがあるのですか」

「死ぬということがよく分からないだけ、不安だったり怖かったりするんだよ」

「そんな時には、どうされていますか？」

「目を覚ましたまま自分の揺れる気持ちが収まるのを待つしかなくてね」

「それはつらいですね。今まで生きてこられた人生で、一番安らいで怖くなかった時は、いつでしたか？　そんな時を思い出せますか？」

「（しばらく考えて）実は子供の頃、家族に喧嘩が絶えなかったんだが、愛されている感じがしなくて安らげない時に、よく家の裏にあった森に行っていたなあ。十歳頃だったか、大きな木の根元に座っていると心が安らいでね。森の中にいると愛さえ感じたのだよ」
「あなたの姿が見えるようですよ。ふと思いついたのですが、今夜あなたが寝る時に、その森を思い出して、あなたの寝床に連れてきてみませんか？『森に来てもらう』のは、どうでしょう」
「それは面白い。やってみますよ。あの時の自分を今に重ねて、森にいた時のことを思い出してみます」

次に訪問すると、ジョンは森を思いながら寝ることで恐怖が和らいだと嬉しそうに言われました。この森のことを妻と話し合う機会にもなり、幼少の頃の体験や、喧嘩ばかりしていた両親への気持ちにも、森の視点から思い起こすうちに、優しい気持ちが湧いてきたそうです。

やがてジョンは、ご家族に囲まれて安らかに亡くなり、その数週間後、私は彼の人生を祝う家族の記念昼食会に招かれました。

会場には、ジョンの妻や子供たち、若い孫たちなど家族や友人たちが大勢来ていて、亡くなった彼のことを親しく思い出して話していました。彼らの話に、ジョンの姿が活き活きと呼び起こされるようで、まるでそこで彼が聞いているようでもありました。皆さんの笑顔がジョンへの愛に溢れて輝いていました。物語を通して彼の存在が活き活きと想起される様子に、家族がまるで彼の森になって、その森にジョンの霊が安らいでいるようにも思われました。家族の人たちそれそれが、彼の物語を木の枝葉のように広げながら集っているのです。そのことをご家族に言うと、彼らの内に安らいでいるジョンの存在を親身に感じて、彼への感謝を溢れさせていました。

彼が今後、家族の人生にどんな姿で居るかについて、もう一つの側面が思い起こされました。彼が残した、彼の知恵や勇気を思い起こさせてくれる多くの瞬間とその物語が、人生の旅路を歩む家族にとって森のようになり、家族に愛や安らぎをもたらし、守ってくれるようでした。

亡くなった人を思う私たちの思いは、森のように育ち続ける出会いの場所なのかもしれません。よく生きて、よく死んでゆくことは、関わる人たちにとって実りある有意義な余韻を残す音楽の捧げ物のような姿なのかもしれません。

よく生きられなかった、よく死なせてあげられなかった、などの満たされない思いにも、その人の優しい願いが反映されているようです。判断の視点や基準が、今後をどう生きるかの探求を通して広がりもし、悔いる思いや願わなかった命の終え方にも、その良し悪しの側面以外に、よく生きる勇気を育てる、貴重な心の遺産が見つかりますように。

私たち個々の命の川が、まだ見ぬ海に流れ込む時まで、あるいは縁側から、まだ見ぬ庭に踏み出す最期の息まで、私たちの探求は続くでしょう。もしかしたら、その末に初めて、それまで生きてきたことの意味も初めて知ることができるのかもしれないのです。

「私たちは探求の末に、探求を終えはしない。すべての探求の末に私たちは、始めたところに着いて、その場所を初めて知るのだ」TSエリオット（詩人）

「今日」が最後の日であるような意識は、私たちのいのちの見方を深め、生きる価値を教えます。私たちの生は、花開くための準備をするつぼみなのかもしれないのです。

死に直面している人たちと交わすあなたの対話が、彼らが生きてきたことに知恵や勇気を得て咲こうとする花を想起させるように、出会いの花壇に彩りを加えてゆきますように！

おわりに

余命六か月以内と言われて死を意識しながら生きる人たちとの対話は、そのいのちの「濃さ」に驚くばかりだった。高校三年の時に理系を諦めて文系に転向した私が、まさか医療の現場で働くことになろうとは思わなかったが、人を扱う医療が理系と文系の両方を必要とすることを実感した。

この天職のような仕事にもコロナ禍を経て一つの終わりが訪れ、一五年半働いた職場を二年半前に退職した時に、これまでの学びを本の形にまとめねばならないとの使命感があった。帰国時に医学書院で、本書の提案を聞いていただき、故郷の金沢では、高校時代に言葉の深みや味わい、書く楽しみを教えてくださった松田章一先生にお会いすると、「これからは執筆だけやぞ」と意味深な笑顔で励まされた。あれ以来、新たな修練の道のりが始まった。

生まれ故郷であるニューヨークに、私が美大生として移り住んで、ちょうど今年が四〇年目になる。オランダ領だったこの街がニューヨークになって四〇〇年目に当たる年でもある。母国を離れてここに移り住んだ世界中の人たちに文化を再考させるこの街は、あらゆる常識や枠や型に人を定住させず、常に多様性の中で発想の視野を広げ、物事の新たな意味や価値の発見を楽しませる。

私が美大で学んだ「想像して創り出す美」と「自然に起きる美」を対話させる創作、ダンサーのシモーヌ・フォルティ先生が教えてくださった、大人になる過程で失っていた子供の頃の純粋な好奇心を活性化させ、ありのままの人の姿や即興の動きに美しさを見つけて体感する楽しみ、「頭よりも身体の方がよく知っている」と、身体の声によく聞くよう教えてくれたダンサーたちの、人に秘められた可能性への深い信頼と自由な遊び心、このすべてを対話に活かすよう招いてくれたのは、死を迎えようとする患者さんたちだった。

あなたがすでに経験して得た知恵や感性を本書が呼び起こし、人生最期の喜怒哀楽や、身近な美や人の尊厳、生死の神聖な不可思議さ、死を超える人の思いにあなたの心を開き、あなたの「旨み」から新鮮な発想と創造性を引き出す薬味のような本になればと願っている。

私を育て支えてくれた亡き両親や祖父母、励まし応援してくれた家族や友人たちに深く感謝したい。そして、この本の出版にあたって、初めての書籍執筆に試行錯誤した私に、鍛錬と成長に必要な時間を与えてくださった医学書院と、忍耐強く励まし導いてくださった編集者さんに厚くお礼申し上げる。

二〇二四年七月　　岡田　圭

https://www.kyotoprize.org/wp-content/uploads/2019/07/2007_C.pdf
p.143　芥川龍之介(1968). 侏儒の言葉:新潮社.
p.143　Goodreads:Jalāl al-Dīn Rūmī
https://www.goodreads.com/quotes/7152881-heart-is-sea-language-is-shore-whatever-sea-includes-will
p.155　Erol Ozan:Talus. Createspace Independent Pub, 2010.
p.161　Goodreads:Jalāl al-Dīn Rūmī
https://www.goodreads.com/quotes/7440878-there-is-a-voice-that-doesn-t-use-words-listen
p.161　Goodreads:Wolfgang Amadeus Mozart
https://www.goodreads.com/author/quotes/22051.Wolfgang_Amadeus_Mozart
p.161　寺山修司(2005). ポケットに名言を(改版):角川書店.
p.168　Goodreads:Anonymous
https://www.goodreads.com/topic/show/785932-origin-of-quote-life-is-not-measured-by-the-number-of-breaths-we-take
Quote Investigator:Anonymous
https://quoteinvestigator.com/2013/12/17/breaths/
p.168　Oxford Reference:Henry Van Dyke 1852-1933 American Presbyterian minister and writer
https://www.oxfordreference.com/display/10.1093/acref/9780191826719.001.0001/q-oro-ed4-00011138
p.186　Monadnock Valley Press:Phaedo. by Plato. translated by Benjamin Jowett
https://monadnock.net/plato/phaedo.html
p.193　The Yale Alumni Magazine:Reinhold Niebuhr. Who Wrote the Serenity Prayer? by Fred R. Shapiro, 2008.
http://archives.yalealumnimagazine.com/issues/2008_07/serenity.html
p.194　The Aspen Institute:Hope. by Vaclav Havel
https://www.aspeninstitute.org/wp-content/uploads/2020/06/Havel_Hope.pdf
p.224　Internet Archive:We Bereaved. by Helen Keller
https://archive.org/stream/webereaved00hele/webereaved00hele_djvu.txt
p.224　Poetry nook:Hallowed Ground. by Thomas Campbell
https://www.poetrynook.com/poem/hallowed-ground
p.226　Bach R:Illusions. Random House, New York, 1977
p.231　Eliot TS:Four Quartets. Harcourt Brace Jovanovich Publishers, San Diego, 1971.

(上記URLは、すべて2024年7月1日閲覧可)

文 献（本文中名言）

p.41　Nouwen HJM：The Wounded Healer. Image Books, New York, 1979.

p.41　Jalāl al-Dīn Rūmī（著）, Barks C, Nicholson RA, Arberry AJ, Moyne J（翻訳）：The Essential Rumi, New Expanded Edition. HarperOne, New York, 2004.

p.45　Angelou M：I Know Why the Caged Bird Sings. Ballantine Books, New York, 2015.

p.47　Afroluent.com：African Proverb
https://www.pinterest.jp/pin/when-roots-are-deep-there-is-no-need-to-fear-the-wind--673710425502342961/

p.53　Caroll L：Alice's Adventures in Wonderland. Dover Publications, New York, 1993

p.58　Cicely Saunders Institute of Palliative Care, Policy and Rehabilitation：Cicely Saunders
https://www.kcl.ac.uk/cicelysaunders/about-us/cicely-saunders

p.62　ゲーテ（著）／高橋健二（訳）（1951）. ゲーテ詩集. 東京：新潮社.

p.66　Nightingale F：Notes on Nursing. Appleton and Company, New York. 1860 .　https://digital.library.upenn.edu/women/nightingale/nursing/nursing.html

p.90　Shakespeare W（著）, Mowat BA, Werstine P（編集）：The tragedy of Hamlet, Prince of Denmark.Simon & Schuster, New York, 2012.

p.90　Steven Webb：Rumi
https://stevenwebb.com/wp-content/uploads/2016/11/Peace-of-mind-quote-The-World-Exist-As-You-Perceive-It.-It-Is-Not-What-You-See....-Rumi.jpg

p.92　Pascal B（著）, Eliot TS（序文）, Trotter WF（翻訳）：Pascal's Pensées. E.P. Dutton, New York, 1958.

p.92　Tillich P：Dynamics of Faith. Harper, New York, 1957.

p.92　Heschel AJ：Man Is Not Alone. Macmillan Publishers, New York, 1976.

p.97　BrainyQuote：St. Augustine
https://www.brainyquote.com/quotes/saint_augustine_148556

p.97　Morris F："A Dialogue with Hasidic Tales：Hallowing the Everyday", Human Sciences Press, Inc. New York, 1988.

p.97　Thoreau HD：Walden. Princeton University Press, Princeton NJ, 2004.

p.104　Muriel R："Speed of Darkness" in The Collected Poems of Muriel Rukeyser, University of Pittsburgh Press, 2006.

p.112　Simone Weil（著）, Wills A, Petrie J（翻訳）："Fragments, London, 1943" in Oppression and Liberty. Routledge and Kegan Paul, London, 1958.

p.125　Elizabeth Appell：Anais Nin and I are in lock step
https://readelizabeth.com/2012/12/anais-nin-and-i-are-in-lock-step/

p.138　Pina Bausch Foundation：Pina Bausch. What moves me
https://www.pinabausch.org/post/what-moves-me
稲盛財団京都賞：記念講演会, 私を突き動かすもの, 2008.

Union Theological Seminary, New York & Bern University, Bern, Switzerland: International Association for Spiritual Care, 2021.（エマニュエル・ラーテイ「牧会神学の視点から見たスピリチュアルケア――植民地支配以後の視点」国際スピリチュアルケア協会による学会「スピリチュアルケアとは何？牧会ケアと神学の視点」より）
https://www.facebook.com/104549471307894/videos/814364422476151
https://utsnyc.edu/blog/2020/12/11/iasc-annual-conference-2021-what-is-spiritual-care/

第6章

＊12 Carmen Renee Berry: When Helping You Is Hurting Me. New York: Harper Collins Publishers, 1988.（カルメン・レネー・ベリー『「あなたを助けている」が、「私を傷つけている」時』）

＊13 Rachel Naomi Remen：The Gift of Story: The Art of Living Every Minute of Your Life. University of California San Francisco（UCSF）Osher Center for Integrative Medicine presents Mini Medical School for the Public, 2008.（レイチェル・ナオミ・リーメン「物語の贈り物：あなたの人生の毎瞬間を生きる芸術」カリフォルニア大学 サン・フランシスコ校 統合医療センター.「一般向けのミニ医学校」より）
https://www.youtube.com/watch?v=Q1xBjIHEhtg
https://www.rachelremen.com

第7章

＊14 Irene Dowd: Taking Root to Fly. 3rd ed. New York: Irene Dowd, 1995.（アイリーン・ダウド『飛ぶために根を張る』）

＊15 完敗の伊藤美誠に立ちはだかる「点」の修正, 時事通信, 2023.1.28.
https://www.jiji.com/jc/v8?id=20230128sp-ttajmima

第11章

＊16 Threshold Choir.
https://thresholdchoir.org

（上記URLは、すべて2024年7月1日閲覧可）

文 献

第3章

＊1　Daniel P. Sulmasy, O.F.M.: Human Dignity and Bioethics: Essays Commissioned by the President's Council on Bioethics. Chapter 18: Dignity and Bioethics: History, Theory, and Selected Applications., 2008.（ダニエル・サルマジー：人の尊厳と生命倫理：大統領の生命倫理協議会によって委託されたエッセイ 18章「尊厳と生命倫理：歴史、理論、応用選択」）
https://bioethicsarchive.georgetown.edu/pcbe/reports/human_dignity/chapter18.html

＊2　Charlie Chaplin: Factory Scene – Modern Times（1936）（チャップリン：『モダン・タイムス』）
https://www.youtube.com/watch?v=6n9ESFJTnHs

＊3　パレ・ド・Z　〜おいしさの未来〜　#13 近藤文夫（てんぷら近藤）
https://www.youtube.com/watch?v=KezRIDHDqV4&t=1s

第4章

＊4　WHO: Palliative Care（世界保健機関「緩和ケア」）
https://www.who.int/news-room/fact-sheets/detail/palliative-care

＊5　「Quality of life」, Collins English Dictionary .
https://www.collinsdictionary.com/us/dictionary/english/quality-of-life

＊6　「chaplain」, Britannica.
https://www.britannica.com/topic/chaplain

＊7　ACPE（Association for Clinical Pastoral Education）: A Brief History（臨床牧会教育協会「短い歴史」）
https://acpe.edu/docs/default-source/acpe-history/acpe-brief-history.pdf

＊8　NHPCO（National Hospice and Palliative Care Organization）: Medicare Hospice Conditions of Participation, Spiritual Caregiver.（全米ホスピス緩和ケア協会「メディケア・ホスピス参加条件、スピリチュアルケア提供者」）
https://www.nhpco.org/wp-content/uploads/SpiritualCareCoPTipSheet.pdf

＊9　Stephen Murphy-Shigematsu: From Mindfulness to Heartfulness: Transforming Self and Society with Compassion. Oakland, CA: Berrett-Koehler Publishers, Inc., 2018.（スティーブン・マーフィー重松『マインドフルネスからハートフルネスへ——思いやりをもって自己と社会を変革する』）
https://www.murphyshigematsu.com/general-9

＊10　National Consensus Project: Clinical Practice Guidelines for Quality Palliative Care, 4th edition - Domain 5: Spiritual, Religious, and Existential Aspects of Care, 2018.（全米同意プロジェクト「上質な緩和ケアのための臨床実践の指針 第4版 第5領域：ケアの霊的、宗教的、実存的側面」）
https://www.nationalcoalitionhpc.org/wp-content/uploads/2020/07/NCHPC-NCPGuidelines_4thED_web_FINAL.pdf

＊11　The Rt. Rev.Dr. Emmanuel Y. Lartey: Spiritual care from the perspective of pastoral theology – Postcolonial Views, in the IASC Annual Conference, What is Spiritual Care?

【著者紹介】

岡田　圭

1959年（昭和34年）ニューヨーク市生まれ。石川県金沢市育ち。上智大学（外国部学部ポルトガル語学科）卒。1982年にロータリー財団奨学生として渡米後、ワシントンDCの美大Corcoran School of Artを経て、ニューヨークの美大School of Visual Artsを卒業後、ポストモダン・ダンサーたちとの舞台創作活動を経て、ユニオン神学校Union Theological Seminary入学（神学修士）。現場教育の授業でチャップレンの仕事を知り、臨床研修で衝撃を受け、1993年に卒業後、市内数カ所の病院でチャップレンの臨床研修CPEを修了。専門チャップレン協会Association of Professional Chaplainsの全米認定資格を取得。コーネル大学病院New York-Presbyterian Weill Cornell Medical Center小児科「エイズの子供たちのためのプログラム」、ハウジングワークスHousing Works（HIVキャリアのホームレス療養施設）勤務を経て、2006年よりニューヨーク訪問看護サービスVisiting Nurse Service of New Yorkホスピス緩和ケア勤務。2021年末に、終末期スピリチュアルケア・プログラム・マネージャーとしての職務から退職。現在、コロンビア大学「死に関するセミナー」Seminar on Death（学術集会）準会員。国際スピリチュアルケア協会International Association for Spiritual Care（スイス、ベルン市）会員。

いのちに驚く対話
―死に直面する人と、私たちは何を語り合えるのか
発　行　2024年9月15日　第1版第1刷©
著　者　岡田《おかだ》 圭《けい》
発行者　株式会社　医学書院
代表取締役　金原　俊
〒113-8719　東京都文京区本郷1-28-23
電話　03-3817-5600(社内案内)
印刷・製本　三報社印刷

ISBN978-4-260-05745-5

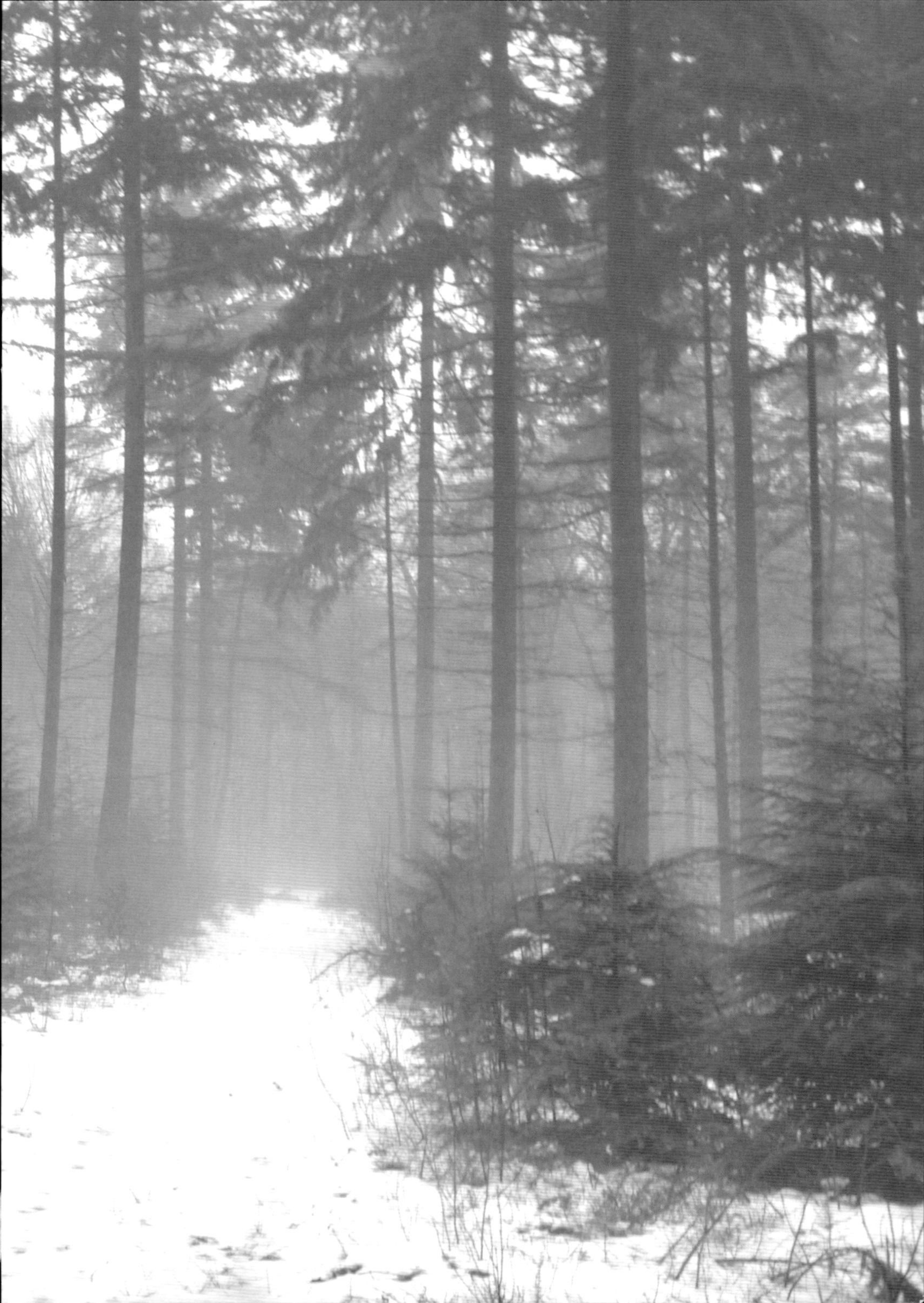